Igor Klepikov

Pneumonia aguda: um novo olhar sobre um velho problema

Igor Klepikov

Pneumonia aguda: um novo olhar sobre um velho problema

Imprint

Any brand names and product names mentioned in this book are subject to trademark, brand or patent protection and are trademarks or registered trademarks of their respective holders. The use of brand names, product names, common names, trade names, product descriptions etc. even without a particular marking in this work is in no way to be construed to mean that such names may be regarded as unrestricted in respect of trademark and brand protection legislation and could thus be used by anyone.

Cover image: www.ingimage.com

This book is a translation from the original published under ISBN 978-3-330-35250-6.

Publisher:
Sciencia Scripts
is a trademark of
Dodo Books Indian Ocean Ltd. and OmniScriptum S.R.L publishing group

120 High Road, East Finchley, London, N2 9ED, United Kingdom
Str. Armeneasca 28/1, office 1, Chisinau MD-2012, Republic of Moldova, Europe
Printed at: see last page
ISBN: 978-620-7-68093-1

Índice

Do autor

Caros colegas!

Antes de apresentar os resultados da minha investigação, gostaria de vos apresentar a sua história. Em geral, a história é muito curiosa, e os seus episódios e fragmentos separados podem parecer improváveis e paradoxais a demasiados leitores. Mas a história não pode ser alterada, e espero que a sua originalidade e especificidade ajudem os leitores a compreender a atmosfera da situação em que o autor se encontrava e as razões da sua intensa investigação.

As realidades russas sempre diferiram substancialmente das europeias e americanas. Quem estava familiarizado com as peculiaridades da medicina soviética pode ficar cético quanto ao facto de o trabalho ter sido realizado numa cidade da província da Sibéria, longe de centros de investigação reconhecidos. No entanto, a cidade de Novokuznetsk, na região de Kemerovo, apesar do seu estatuto provincial, era muito diferente de outras cidades semelhantes da União Soviética. Aqui existia um dos maiores hospitais da União Soviética (o Primeiro Hospital Clínico) com equipamento técnico de alta qualidade (na altura). Também na cidade se encontrava um dos mais antigos institutos estatais da URSS para a formação avançada de médicos. Nessa altura, na União Soviética, existiam apenas 16 instituições deste tipo, incluindo 7 na Rússia. A este respeito, é conveniente recordar o disparate soviético relacionado com este estudo - o primeiro guia de reanimação em língua russa foi escrito em Novokuznetsk.

A história da criação do departamento de cirurgia infantil também foi invulgar. Este departamento foi organizado e fazia parte do Primeiro Hospital de Clínicas, que serve os adultos. Os departamentos de pediatria somática situavam-se noutras zonas da cidade. Foi neste departamento de cirurgia infantil que o autor iniciou a sua carreira médica em 1971, depois de se ter licenciado no Instituto Médico de Kemerovo. O início do meu trabalho coincidiu com o período das chamadas catástrofes estafilocócicas. Os sonhos de estudante de uma carreira de cirurgião mudaram para um trabalho quotidiano pesado. Era preciso muito esforço e tempo para tratar os doentes com pneumonia destrutiva aguda. ESTE GRUPO DE DOENTES NO DEPARTAMENTO DE CIRURGIA ERA O MAIS GRAVE E O MAIS REPRESENTATIVO. No consultório estavam presentes até 10-15 e, por vezes, até mais de 20 destes doentes ao mesmo tempo. No decurso do trabalho não só se acumulava experiência, mas também perguntas, muitas das quais não tinham resposta. Assim, a causa de todos os fracassos no tratamento destes doentes foi considerada o Staphylococcus e a sua excecional virulência. Ao mesmo tempo, os testes bacteriológicos não revelavam a microflora do pus nos mesmos doentes. A descoberta de outros micróbios foi interpretada como erros no momento da extração do material e da realização da investigação.

Os resultados resumidos do tratamento de crianças com pneumonia aguda na cidade foram catastróficos. Os surtos sazonais de infecções virais foram acompanhados de pneumonias graves e de rápida progressão, com elevada mortalidade. A partilha de resultados e a discussão com colegas de outras cidades e regiões revelou um facto muito interessante. A pneumonia aguda entre os residentes de Novokuznetsk diferiu particularmente no desenvolvimento agressivo. O relatório sobre a gangrena pulmonar rápida (necrose total do lóbulo) em crianças na Sociedade de Cirurgiões Pediátricos de Moscovo foi uma abertura para a audiência. A inflamação aguda dos pulmões nos habitantes de cidades a poucas dezenas de quilómetros da nossa cidade não teve uma evolução tão dramática.

Em ligação com a situação acima descrita, a direção dos cuidados de saúde de Novokuznetsk adoptou em 1975 uma decisão lógica - crianças com formas agressivas de pneumonia aguda devem ser admitidas para tratamento inicial no Departamento de Cirurgia Pediátrica. Tal ordem deveu-se à proximidade dos departamentos de reanimação e de cirurgia, bem como à taxa de complicações que requerem cuidados cirúrgicos.

Esta seleção de doentes com pneumonia aguda durou mais de uma década, obrigando-me a mim, cirurgião pediátrico, a explorar problemas não cirúrgicos. O interesse crescente pelos problemas pulmonares surgiu-me ainda nos anos de estudante. Por isso, encarei a situação acima descrita como um sinal do destino. Sempre acreditei e continuo a acreditar que qualquer trabalho ou necessidade tem de fazer o máximo de bem, ou não o fazer de todo. Assim, no que respeita à investigação, tentei tirar o máximo partido dos recursos de que dispunha. Continuo verdadeiramente grato aos meus antigos colegas que, de forma altruísta e desinteressada, prestaram a assistência e o apoio necessários para anos de trabalho árduo.

Os resultados totais deste trabalho foram publicados por mim como uma dissertação de doutoramento. A execução dos planos de investigação oferece esperança para a continuação dos estudos: foram alcançados resultados positivos estáveis do tratamento da PA, o autor recebeu o grau de Doutor em Ciências Médicas e o título de Professor. No entanto, o início das mudanças na vida pública e a subsequente imigração alteraram o curso dos acontecimentos. As novas condições de vida e de trabalho, a nova linguagem de comunicação, empurraram os interesses de investigação para segundo plano. A oportunidade real de olhar para trás e comparar os resultados do trabalho realizado com o estado atual do problema só surgiu nos últimos anos. Não pretendo apresentar aos leitores as minhas conclusões. Espero apenas que este trabalho seja lido e que as conclusões sejam tiradas por si.

Introdução

No meio das fantásticas conquistas da medicina em vários domínios e áreas, a situação do problema das pneumonias agudas (PA) parece deprimente. É difícil explicar esta situação, porque o tema da PA é um dos mais antigos da medicina.

"A pneumonia foi descrita há 2.500 anos por Hipócrates, o pai da medicina". (https://www.thoracic.org/patients/patient-resources/breathing-in-america/resources/chapter- 15-pneumonia.pdf)

Até à data, a ciência médica tem uma visão alargada do papel dos pulmões no organismo, incluindo as suas funções não respiratórias. O enorme volume de informação científica dá uma ideia da dinâmica das alterações no corpo dos doentes com pneumonia e encontra uma explicação para a ineficácia do tratamento e as causas das complicações. No entanto, a avaliação da situação atual nesta secção da medicina clínica parece desesperada, e a sua melhoria é muito incerta.

*"A pneumonia é uma das principais causas de hospitalização entre as crianças nos Estados Unidos, com custos médicos estimados em quase mil milhões de dólares em 2009. **Apesar deste grande peso da doença, ainda existem lacunas críticas no nosso conhecimento sobre a pneumonia em crianças.**"* (N Engl J Med 2015; 372:835-845February 26, 2015DOI: 10.1056/NEJMoa1405870).

"As taxas de derrame parapneumónico têm vindo a aumentar nos EUA e na Europa nos últimos anos, sendo agora encontrado em aproximadamente 40% de todos os doentes com pneumonias bacterianas". (Thorax 2011; 66:815e822. doi:10.1136/thx.2010.142604)

*"O empiema pleural pediátrico aumentou substancialmente nos últimos 20 anos e **as razões para este aumento ainda não estão totalmente explicadas.**"* (Pediatric Pulmonology 50:721-726 (2015)
"A pneumonia hospitaliza milhares de crianças todos os anos, com um custo de cerca de mil milhões de dólares nos Estados Unidos, para não falar do sofrimento das crianças e das dificuldades das suas famílias" (http://www.cdc.gov/media/releases/2015/p0225-pneumonia- hospitalizations .html)

Note-se que estas citações reflectem o estado atual do problema e que os resultados acima referidos caracterizam o trabalho dos melhores hospitais e sistemas de saúde. No entanto, estes resultados são bastante lógicos: durante muitos anos, todas as ideias, esforços e recursos são dirigidos, em regra, para combater os agentes patogénicos da PA.

No início da minha carreira médica, vivi uma época em que todas as complicações purulentas ou destrutivas da PA eram atribuídas apenas a uma infeção por estafilococos. Quando o Staphylococcus aureus começou a perder a posição de liderança, alguns investigadores apressaram-se a declarar vitória sobre ele. O resultado final deste confronto é conhecido: os "vencedores" receberam um troféu MRSA, o Staphylococcus manteve o seu lugar na etiologia da PA e das suas complicações purulentas, e o MRSA é frequentemente detectado em seres humanos saudáveis como um representante "chocante" da microflora simbiótica (https://www.cdc. gov/mrsa/community/#community).

A seguir, o "papão" dominante na etiologia da PA provou ser o Streptococcus pneumoniae. Nesta situação, a assistência médica antibacteriana foi complementada pela vacinação total da população nos países desenvolvidos. Os resultados desta campanha também ficaram aquém das expectativas. "Entre as *crianças com menos de 18 anos de idade, as taxas anuais de hospitalização associadas a empiemas aumentaram quase 70% entre 1997 e 2006, apesar da diminuição das taxas de pneumonia bacteriana e de doença pneumocócica invasiva. A vacina pneumocócica conjugada não está a diminuir a incidência de empiema".* (http://pediatrics.aappublications.org/content/125/1/26)A forte terapia antibiótica contra a infeção pneumocócica parece uma necessidade inevitável, mas os seus resultados a longo prazo são a repetição da história da luta contra o estafilococo.*" Os dados disponíveis mostram que as bactérias pneumocócicas são resistentes a um ou mais antibióticos em 30% dos casos".* (https://www.cdc.gov/pneumococcal/drug-resistance.html)

Atualmente, surge a imagem de uma "nova" ameaça infecciosa. *"Os vírus respiratórios, e não os agentes patogénicos bacterianos, foram mais frequentemente detectados em crianças hospitalizadas com pneumonia". "Este estudo inovador mostra como necessitamos de testes de diagnóstico mais rápidos e menos dispendiosos para que os médicos possam diagnosticar com precisão a causa da pneumonia, de modo a poderem tratá-la eficazmente"* (http://www.cdc.gov/media/releases/2015/p0225- pneumonia-hospitalizations.html). *"Os resultados ajudam a definir o papel dos vírus como principais intervenientes na pneumonia pediátrica e mostram a necessidade de novas terapias que possam reduzir a gravidade da pneumonia viral", afirma Chris Stockmann, co-investigador e analista de investigação sénior da Universidade de Utah. Entre as crianças a quem foi diagnosticada pneumonia, as infecções virais foram muito mais comuns do que as infecções bacterianas (73% contra 15%) e o vírus sincicial respiratório (VSR) foi o agente patogénico mais frequentemente detectado".* É significativo que a frequência de deteção destes vírus em pessoas saudáveis não seja estatisticamente diferente do seu papel etiológico na pneumonia aguda. (http://healthcare.utah.edu/publicaffairs/news/2015/02/022515 Pneumoni a.php).

As sugestões para melhorar o diagnóstico etiológico e o tratamento etiotrópico são apenas um passo tático forçado. Uma solução radical para este problema não pode ser alcançada apenas através de reestruturações tácticas. Tais mudanças ocorreram periodicamente ao longo dos anos e os seus resultados são enumerados acima. Em primeiro lugar, é necessário recordar que a PA não é uma doença infecciosa contagiosa e que os seus agentes causadores são representantes da microflora simbiótica. Em segundo lugar, é sabido que, mesmo com a coincidência de agentes patogénicos (por exemplo, com dor de garganta ou inflamação da pele), a PA difere significativamente no carácter e na gravidade das suas manifestações clínicas. O processo inflamatório agudo no campo da circulação pulmonar viola inevitavelmente a sua coordenação com o sistema de fornecimento de sangue. A manifestação individual da doença depende, por um lado, da velocidade de desenvolvimento da reação inflamatória e das subsequentes alterações da homeostase e, por outro lado, da capacidade de adaptação.

Para uma verdadeira solução deste problema, é necessário alterar a sua estratégia e os conceitos existentes sobre a patogénese da doença. Cada processo, cada ação tem as suas origens, tendências e fases subsequentes da dinâmica de desenvolvimento e conclusão. Esta máxima é improvável para alguém como abertura. O processo inflamatório no pulmão, desde o início até ao desenvolvimento das suas complicações purulentas e destrutivas, passa por uma conversão certa e consistente, não é? Então não é absolutamente claro porque é que as causas das complicações da PA e os insucessos na sua prevenção e tratamento são explicados, em regra, pelos seus agentes e pela sua virulência. Se considerarmos o facto de que a solução proposta para o problema não é fruto da imaginação e da fantasia do autor, o paradoxo parece ainda mais estranho e difícil de explicar, a estrutura principal do conceito proposto de PA baseia-se em materiais fundamentais bem conhecidos da ciência médica. O autor utilizou estes materiais para explicar a dinâmica dos processos no pulmão e no corpo dos doentes com PA. O estudo, que o autor realizou durante este trabalho, estava à procura de argumentos adicionais.

A nova doutrina AP identificou a necessidade de uma revisão radical dos princípios de tratamento. Foi realizada uma auditoria e uma avaliação objetiva das acções de vários procedimentos médicos. Os testes clínicos de novas abordagens terapêuticas confirmaram a sua eficácia.

Capítulo 1

Etiologia da pneumonia aguda

A descrição da etiologia da PA na literatura moderna é estereotipada e centrada nas características dos diferentes microrganismos envolvidos nestes processos inflamatórios. Leia novamente esta secção em vários manuais, monografias, artigos, e verá mais uma vez isto. As diferenças nessas deliberações dizem respeito apenas à descrição pormenorizada das propriedades e à frequência de deteção de cada agente patogénico. Assim, a apresentação da etiologia da PA é, na realidade, as suas características microbiológicas.

Durante as últimas décadas todas as dificuldades e perigos no tratamento da PA foram explicados unicamente pela agressividade biológica dos seus agentes. Esta valorização, em regra, é dada no momento atual, embora a etiologia da PA se altere de tempos a tempos. As características da PA neste sentido são bem conhecidas: A PA é uma nosologia permanente com etiologia não permanente. Por exemplo, o "desastre estafilocócico" que ocorreu nos anos 60-70 do século passado "saiu de cena" silenciosamente. No início da minha carreira médica, vivi uma época em que todas as complicações purulentas ou destrutivas da PA eram atribuídas apenas a uma infeção por estafilococos. Quando o Staphylococcus aureus começou a perder a posição de liderança, alguns investigadores apressaram-se a declarar vitória sobre ele. O resultado final deste confronto é conhecido: os "vencedores" receberam um troféu MRSA, o Staphylococcus manteve o seu lugar na etiologia da PA e das suas complicações purulentas, e o MRSA é frequentemente detectado em seres humanos saudáveis como um representante "chocante" da microflora simbiótica (1).

E atualmente, mesmo a variedade estafilocócica mais perigosa é rara na etiologia da PA. Nos anos que se seguiram, outros microrganismos substituíram o Staphylococcus, incluindo formas não encontradas anteriormente entre os excitadores da PA. A atual geração de médicos formou-se "com medo" perante a pneumonia por Streptococcus. E, mais uma vez, o desenvolvimento dos acontecimentos decorreu de acordo com o cenário anterior: durante muitos anos, todas as ideias, esforços e recursos são dirigidos, em regra, para combater os agentes patogénicos da PA. Mas, nesta situação, a assistência médica antibacteriana foi complementada pela vacinação total da população nos países desenvolvidos. Os resultados desta campanha também ficaram aquém das expectativas. *Os dados disponíveis mostram que as bactérias pneumocócicas são resistentes a um ou mais antibióticos em 30% dos casos".* (2). *"Entre as crianças com menos de 18 anos de idade, as taxas anuais de hospitalização associadas ao empiema aumentaram quase 70% entre 1997 e 2006, apesar da diminuição das taxas de pneumonia bacteriana e de doença pneumocócica invasiva. A vacina pneumocócica conjugada não está a diminuir a incidência de empiema"* (3) "Apesar da diminuição das doenças pneumocócicas entre as crianças do Utah, a pneumonia complicada/empiema aumentou durante a era da vacina pneumocócica conjugada 7-valente"... "As causas do aumento das taxas de empiema não são claras" (4).

1. Atualmente, surge a imagem de "novas" ameaças infecciosas. *"Os vírus respiratórios, e não os agentes patogénicos bacterianos, foram mais frequentemente detectados em crianças hospitalizadas com pneumonia". "Este estudo inovador mostra como precisamos de testes de diagnóstico mais rápidos e menos dispendiosos para que os médicos possam diagnosticar com precisão a causa da pneumonia e tratá-la eficazmente. " (5). "Os resultados ajudam a definir o papel dos vírus como principais intervenientes na pneumonia pediátrica e mostram a necessidade de novas terapias que possam reduzir a gravidade da pneumonia viral", afirma Chris Stockmann, co-investigador e analista de investigação sénior da Universidade de Utah. "Entre as crianças a quem foi diagnosticada pneumonia, as infecções virais eram muito mais comuns do que as infecções bacterianas (73 vs.*
15 por cento), e o vírus sincicial respiratório (VSR) foi o agente patogénico mais frequentemente detectado"(6). É significativo que a frequência de deteção destes vírus em pessoas saudáveis não seja estatisticamente diferente do seu papel etiológico na pneumonia aguda.

Atualmente, quase ninguém consegue fazer um prognóstico preciso sobre a etiologia da PA nas próximas décadas.

Neste sentido, não existem na literatura explicações fundamentadas para os seguintes factos:

1. Porque é que a PA, nosologia permanente, muda de etiologia?
2. Porque é que, apesar de uma atitude tão séria e trémula em relação à caraterização etiológica da PA, a maioria dos doentes na prática generalizada são tratados "ao acaso" sem qualquer tentativa de esclarecimento do micróbio excitador?
3. Qual é a verdadeira etiologia da PA que é tratada com sucesso apenas com "antibióticos"?
4. Porque é que só a agressão microbiana é considerada a principal causa de complicações nas formas complicadas da doença?
5. Por que razão a PA continua a progredir apesar do tratamento efectuado em caso de início impetuoso e grave deste processo?
6. Porque é que a inflamação pulmonar pode atingir complicações purulentas apesar do tratamento efectuado, mesmo quando não estão presentes bactérias na zona inflamatória de acordo com os exames microbiológicos?

As respostas a estas questões, bem como as tácticas e formas de tratamento dos doentes com PA, dependerão em grande medida da resolução do dilema principal - O que é a PA?

É uma doença ou uma infeção? De facto, de acordo com os pontos de vista modernos sobre a natureza da PA, baseados na importância e na prioridade do fator bacteriano no seu aparecimento e desenvolvimento, esta nosologia deve ser indubitavelmente classificada como doença infecciosa. No entanto, se corresponde à realidade, então PORQUÊ:

1. A PA não é considerada uma forma contagiosa perigosa que requer as indispensáveis medidas epidémicas tomadas no caso de muitas outras infecções?
2. A ciência médica desconhece a existência de epidemias de formas inespecíficas de PA; no entanto, o número de doentes com PA aumenta, regra geral, na altura do surto de infecções virais e depende também de factores ecológicos, climáticos, sazonais e até sociais?
3. Esta forma nosológica não tem uma etiologia unificada e constante?
4. Os agentes AP estão incluídos na microflora simbiótica de pessoas completamente saudáveis?

Ao mesmo tempo, é importante notar que a PA sempre foi e continua a ser examinada entre as doenças pulmonares e, com exceção das suas formas específicas, não está incluída na categoria das doenças infecciosas. No entanto, se a PA, pela sua própria natureza, é uma doença e não uma infeção, então PORQUÊ:

1. toda a atenção tem estado centrada na etiologia □ □ e esta nosologia ainda não tem a caraterística mais importante - a patogénese detalhada, ou seja, a descrição da cadeia de vários processos e transformações interligados no doente com PA desde o início da PA?
2. A gravidade da manifestação da PA e o desenvolvimento das suas complicações são explicados exclusivamente pelas características dos seus diferentes agentes?
3. Durante as últimas décadas, os "antibióticos isolados" continuaram a ser a principal forma de tratar a PA, como se a infeção fosse o único problema?

Relativamente à última pergunta, é necessário referir o seguinte. A descoberta dos antibióticos foi um dos feitos mais notáveis da medicina do século XX. Este facto não pode ser posto em dúvida. Os antibióticos continuam a ser um modo importante de tratamento da PA, apesar da redução da sua eficácia em comparação com o período inicial de utilização. No entanto, a medicina conhece os efeitos secundários da terapêutica antibiótica. Os antibióticos afectaram a microflora normal do corpo humano. Os micróbios, enquanto objectos biológicos, são capazes de desenvolver resistência aos antibióticos, pelo que é necessária a libertação constante de medicamentos mais eficazes. Até à data, são conhecidos vários microrganismos resistentes aos antibióticos e o processo de aparecimento de novas formas continuará como resposta ao aumento dos medicamentos antimicrobianos.

De tudo o que foi dito, apenas um facto é indubitável - os agentes microbiológicos participam sempre no desenvolvimento da PA. Se partirmos do princípio de que os documentos da Organização Mundial de Saúde resumem a experiência mundial numa variedade de problemas, então devemos olhar para a etiologia da DP através dos olhos desta organização.

"A pneumonia é causada por uma série de agentes infecciosos, incluindo vírus, bactérias e fungos. Os mais comuns são:

- -*Streptococcus pneumoniae* - a causa mais comum de pneumonia bacteriana em crianças;
- -*Haemophilus influenzae* tipo b (Hib) - a segunda causa mais comum de pneumonia bacteriana;
- -O vírus sincicial respiratório é a causa viral mais comum de pneumonia;
- -Em bebés infectados com VIH, *o Pneumocystis jiroveci* é uma das causas mais comuns de pneumonia, sendo responsável por pelo menos um quarto de todas as mortes por pneumonia em bebés infectados com VIH"(7).

A citação apresentada dá uma ideia dos agentes mais activos da PA neste momento. Esta definição reflecte as estatísticas agregadas e baseadas em materiais de deteção de frequência digital de vários agentes patogénicos na PA. Por outras palavras, trata-se de uma declaração de factos. No entanto, a questão de como o agente patogénico penetra no tecido pulmonar é crucial e requer uma consideração separada. Por isso, é necessário sublinhar que neste documento consideramos apenas os vários aspectos da inflamação pulmonar broncogénica.

Foram excluídas desta discussão a pneumonia séptica ou hematogénica, as inflamações pulmonares devidas à pressão exercida sobre o pulmão por formações extensas do mediastino ou do tórax, o empiema pleural de contacto resultante de mediastinite de ratas ou osteomielite de costelas, bem como as lesões torácicas. Estes processos têm diferentes mecanismos de desenvolvimento e diferentes abordagens de tratamento (8-13).

Uma forma simples de infeção pulmonar parece muito duvidosa. "Os vírus e as bactérias que se encontram habitualmente no nariz ou na garganta de uma criança podem infetar os pulmões se forem inalados (14). Se esta opção for uma lesão pulmonar, então a PA deve ser considerada como uma infeção perigosa e contagiosa. Mas não é o caso.

Realizámos experiências em animais para clarificar certos padrões de ocorrência e desenvolvimento da PA ((15, 16). Um dos objectivos destes estudos era clarificar as condições e as causas do desencadeamento da inflamação no pulmão. Foram efectuados estudos-piloto em 44 coelhos com um peso de 3-4 kg. Como resultado, foram realizadas 4 séries de experiências. A manipulação experimental inicial em todos os animais foi a instilação endobrônquica de várias misturas. Estas manipulações foram efectuadas em condições estéreis sob sedação intravenosa com tiopental. Foi introduzido um cateter de cloreto de polivinilo (0,6 milímetros de diâmetro) através de uma punção de uma parte cervical da traqueia. A extremidade distal do cateter deslocou-se até aos pequenos ramos brônquicos de um dos pulmões. Após a instilação, o cateter foi imediatamente retirado. A mistura líquida para instilação foi diferente em cada série de experiências, em termos de volume e de proporções. Os seguintes materiais foram os ingredientes para a preparação da mistura primária:

1. 1 bilião de corpos microbianos de Staphylococcus epidermidis de cultura de um dia em 1 ml de solução salina;
2. 1 bilião de corpos microbianos de Escherichia coli de cultura de um dia em 1 ml de solução salina;
3. óleo de girassol esterilizado;
4. Foi adicionado soro de cavalo normal a partir da segunda série de experiências.

A cultura dos microrganismos acima referidos foi escolhida especialmente para experiências. Estas bactérias geralmente não incluem uma série de agentes patogénicos AP. Por conseguinte, a experiência tinha os seguintes objectivos

    -Verificar as oportunidades de desenvolvimento de AP com a participação de micróbios não corrosivos;

    -Definição do papel de outros factores na ocorrência de inflamação inespecífica dos pulmões.

A autópsia de todos os animais experimentais foi efectuada após a sua morte ou eutanásia. Os pulmões dos animais foram submetidos a exame macro e microscópico. A avaliação estatística da investigação foi efectuada através de planos sucessivos de ensaios, bem como através de um método de controlo da variância média em pares. (Sachs L. "Statistische Auswertungsmethoden". Springer Verlag. Estas técnicas estatísticas permitiram limitar o volume das experiências para obter resultados fiáveis.

Na primeira série experimental (11 animais), foi infetado um tecido pulmonar com uma perturbação adicional de uma passagem brônquica. A mistura líquida continha 1 ml de cultura de Staphylococcus epidermidis, 0,5 ml de cultura de Escherichia coli e 1 ml de óleo de girassol estéril; foi instilada através do cateter na árvore brônquica. No segundo e terceiro dias da experiência, sete animais foram submetidos a infusões intravenosas lentas de reomacrodex

(30 cc/kg de massa corporal). Todos os animais foram submetidos a eutanásia num quarto dia.

Foi encontrado um quadro de atelectasia em todos os animais desta série experimental. Não foram encontrados sinais de inflamação aguda no tecido pulmonar. Não foram encontradas diferenças no estado do tecido pulmonar nos animais tratados com infusão intravenosa. Assim, o tecido pulmonar infetado, mesmo com uma obstrução brônquica adicional, não causa inflamação pulmonar aguda na experiência.

As condições experimentais foram ligeiramente modificadas nas 2 séries (10 animais).5 ml de soro normal de cavalo foram administrados por via subcutânea a todos os coelhos nos últimos 7 dias antes dos procedimentos endobrônquicos.1 ml do mesmo soro foi introduzido inicialmente nos tubos brônquicos, e depois introduzido ingredientes como na primeira série de experiências.2 coelhos morreram algumas horas após a experiência com o fenómeno de edema pulmonar manifesto. Foram efectuadas infusões intravenosas (tal como na série 1) em 6 animais nos dias 2 e 4 da experiência. A eutanásia de todos os animais foi efectuada no dia 5. O exame pulmonar revelou em todos os casos uma resposta vascular difusa correspondente ao quadro de "pulmão de choque". A PA esperada não foi revelada.

Os resultados de 2 séries de experiências mostraram que a dose maciça de alergénio provoca no organismo sensibilizado, em primeiro lugar, uma reação vascular. Tendo em conta os resultados das 2 séries, alterámos as condições da experiência. Todos os 8 animais da série 3 receberam também injecções subcutâneas de 5 ml de soro de cavalo na semana anterior à manipulação. A experiência incluiu a administração endobrônquica de 0,2 ml de soro de cavalo e 0,5 ml de óleo de girassol. De seguida, foi administrado 1 ml de cultura de Escherichia coli por via intravenosa. A dosagem dos medicamentos foi escolhida por nós. Ao mesmo tempo, a sensibilização de animais e sua infeção intravenosa de experiências repetidas de Г.А.Меркулов е А.А.Синицкий (1936).Na época, os autores relataram que eles foram capazes de obter um modelo de pneumonia lobar. Nesta série de experiências, também conseguimos obter modelo de pneumonia, só que esta forma de inflamação, do nosso ponto de vista, tinha uma natureza diferente.

Assim, 3 animais morreram pouco depois da primeira parte da experiência. Foram efectuadas infusões intravenosas em 4 animais nos 2 e 3 dias da experiência. 3 animais deste último grupo morreram imediatamente após o fim da infusão. A eutanásia dos restantes 2 animais foi efectuada no 4º dia. O exame pulmonar revelou pneumonia bilateral disseminada em todos os animais desta série. O padrão de inflamação resultante é totalmente consistente com o conceito de pneumonia séptica.

O objetivo principal do modelo experimental de inflamação pulmonar broncogénica só foi alcançado na última, a quarta série. As experiências desta série foram efectuadas em 15 animais.

Na parte inicial (principal) da experiência, todos os animais eram idênticos. Todos os coelhos receberam 5 cc de soro de cavalo normal (subcutâneo) sete dias antes da parte principal da experiência. Posteriormente, utilizando o método descrito acima, a mistura foi instilada endobrônquica contendo 0,05 cc de soro normal de cavalo e os ingredientes acima mencionados (culturas bacterianas e óleo de girassol). Este escasso volume (0,05 ml) misturou-se antes da introdução a 1 ml de cultura de Staphylococcus epidermidis e 1 ml de óleo de girassol. Posteriormente, os animais foram divididos em 2 grupos. Sete animais (série 4a) não foram submetidos a procedimentos adicionais. Os restantes 8 animais (série 4b) receberam (3-4 horas após os procedimentos endobrônquicos) infusões lentas intravenosas em jato de reomacrodex e cloreto de sódio a 0,9% (30 cc/kg de massa corporal). Estas infusões foram repetidas uma vez por dia. A seis dos animais do último grupo de oito foi adicionado um corante (2 cc de azul de metileno) numa solução para as infusões intravenosas. Todos os animais foram submetidos a eutanásia num quarto dia após as instilações endobrônquicas. Os resultados do último grupo de experiências (4b) devem ser considerados nas secções patogénese e terapêutica. Aqui os resultados da série 4a são necessários para compreender as causas da PA.

O Staphylococcus epidermidis foi selecionado deliberadamente para a infeção. Este micróbio não pertence à categoria das formas particularmente agressivas. Esta abordagem à modelação da PA permite avaliar o papel de outros factores na etiologia da doença. Assim, um quadro macroscópico típico de pneumonia macrofocal foi encontrado em todos os 7 animais da série 4a. O termo "macrofocal" significa uma cobertura de inflamação aguda da maior parte de um dos lobos do pulmão. Foram detectadas películas finas de fibrina na pleura visceral em 3 casos. O exame histológico dos pulmões confirmou a presença de inflamação aguda. Além disso, foram detectadas alterações na área da inflamação num caso.

A avaliação dos resultados obtidos chamou a atenção para um facto muito importante. Apesar da repetição rigorosa de todas as condições da experiência animal, os resultados diferiram quanto à intensidade das alterações inflamatórias. Este facto é mais importante para compreender os mecanismos do processo da doença e será necessário nas secções seguintes. Nesta secção, o outro facto requer a sua avaliação. A obtenção do modelo de PA na experiência requer a sensibilização prévia do organismo e a aplicação repetida do agente sensibilizante no tecido pulmonar. Em circunstâncias normais, é difícil imaginar que uma dose resolutiva de tal substância chegue aos pulmões por inalação normal. Para se obter um efeito marcante, é necessário que haja acumulação e fuga deste agente para os pulmões. Tal opção é possível se houver violação do saneamento e da drenagem da árvore brônquica. As causas mais comuns destas perturbações são bem conhecidas, assim como o seu aparecimento antes da doença AP.

A causa destas perturbações da parte condutora do sistema respiratório são as diversas variantes da chamada síndrome respiratória: constipações, infecções respiratórias, etc. Uma história clínica cuidada revelou que a síndrome respiratória precedeu a PA em 98,7% dos nossos doentes. A duração deste síndroma (desde o aparecimento dos primeiros sintomas até uma deterioração acentuada, devido ao início da PA) era por vezes de apenas algumas horas. O risco acrescido de desenvolvimento de PA em doentes com infeção respiratória persiste atualmente. *"A colonização do trato respiratório superior por organismos potencialmente patogénicos e a aspiração das secreções contaminadas têm sido implicadas na patogénese da pneumonia bacteriana em crianças pequenas. Foi demonstrado que a infeção do trato respiratório superior com o vírus da gripe ou VSR aumenta a ligação do H. influenzae (Jiang e outros 1999) e do S. pneumoniae (Hament e outros 2004; McCullers e Bartmess 2003) às células de revestimento da nasofaringe. Esta descoberta pode explicar por que razão o aumento das taxas de pneumonia pneumocócica é paralelo às epidemias de gripe e VSR. "(17)*

Uma das razões para a sensibilização e a subsequente derrota do sistema respiratório pode ser a poluição do ar com diferentes compostos químicos. Durante a execução deste estudo, a concentração de muitos agentes químicos na cidade de Novokuznetsk excedeu significativamente as concentrações máximas permitidas (MAC). De acordo com fontes oficiais, que foram fechadas ao público, o MAC atingiu os seguintes valores: fluoreto de hidrogénio -5 MAC (ou seja, o MAC foi excedido em 5 vezes), benzopireno -11 MAC (em períodos separados até 84 MAC), fenol -8 MAC, dióxido de nitrogênio -9 MAC, formaldeído -6 MAC, fuligem -21 MAC.

Estes dados podem explicar uma série de factos e paradoxos das estatísticas. Por exemplo, de acordo com o Departamento Regional de Saúde (1986), a incidência de AP infantil em Novokuznetsk em 1,5 vezes foi maior do que a média da área. Neste caso, a doença era significativamente mais pesada e mais frequentemente acompanhada de complicações entre os residentes de Novokuznetsk. Assim, a frequência de complicações destrutivas AP foi de 2,9 por 1.000 crianças de residentes de Novokuznetsk, nas cidades vizinhas do sul de Kuzbass-0,5 e nas áreas rurais -0,3. Para além disso, a forma mais grave de PA, a gangrena do pulmão (necrose fulminante do lóbulo do pulmão), só afectou os habitantes de Novokuznetsk. Assim, a poluição atmosférica pode desempenhar um papel significativo na etiologia da PA. A poluição do ar em recintos fechados pode desempenhar o mesmo papel que os factores ambientais.
"Poluição do ar em recintos fechados causada pela cozedura e aquecimento com

combustíveis de biomassa (como a madeira ou o estrume)"(14)

A informação agregada acima permite tirar a seguinte conclusão. A microflora é um dos factores etiológicos, mas não a principal razão para a ocorrência e o desenvolvimento da PA. A presença de formas agressivas de microrganismos na microflora simbiótica de indivíduos saudáveis é um facto bem conhecido. No entanto, são necessárias condições adicionais para assegurar que estes microrganismos desempenharam o seu papel. Por conseguinte, ao introduzirmos a etiologia da PA apenas como um problema microbiológico, escolhemos o caminho errado para todas as acções, decisões e discussões subsequentes. A etiologia da PA inclui uma série de razões que contribuem para o seu aparecimento. A informação sobre as causas da PA, já conhecida até à data, expande significativamente a nossa compreensão da etiologia da doença. A continuação da investigação e a intensificação dos nossos conhecimentos nestas áreas prometem a perspetiva de criar um sistema eficaz de prevenção da PA.

Referências.
1. https://www.cdc. gov/mrsa/community/#community
2. https://www.cdc.gov/pneumococcal/drug-resistance.html
3. http://pediatrics.aappublications.org/content/125/1/26
4. Ampofo, K., Pavia A.T., Stockmann, C.R., Blaschke, A.J., Cindy Weng, H.Y., Korgenski, K.E., Daly, J., Byington, C.L "Evolution of the epidemiology of Pneumococcal Disease among Utah Children through the vaccine era", *The Pediatric Infectious Disease Journal"*, Vol. 30, Número 12, dezembro de 2011, pp. 1100-1103;
5. http ://www.cdc.gov/media/releases/2015/p0225-pneumonia-hospitalizations .html 6. http://healthcare.utah.edu/publicaffairs/news/2015/02/022515 Pneumonia infantil .php
7. http://www.who.int/mediacentre/factsheets/fs331/en/
8. Judin J., Borodin L., Klepikov I. Osteomielite das costelas em crianças. Clinical surgery 1977; 5:86-88.
9. Judin J., Jirova L., Klepikov I., Prokopenko J. Septic shock in course of acute hematogenic osteomyelitis in children. Clinical Surgery, 1983; 1:39-41.
10. Judin J., Jirova L., Klepikov I. Diagnóstico e tratamento de complicações pulmonares na osteomielite hematogénica aguda em crianças. Boletim de Cirurgia, 1983; 7:62-67.
11. Judin J., Klepikov I. Tratamento combinado das fases pré-destrutivas da pneumonia aguda em crianças. Editora Kemerovo, Kemerovo, 1984; 98.
12. Judin J., Klepikov I., Prokopenko J. Casos urgentes em oncologia infantil. Em: Melhoria do diagnóstico, métodos de tratamento e organização da ajuda oncológica para crianças. Resumos da Primeira Conferência da All Union, Moscovo, 1981; 108-110.
13. Klepikov I. Pneumonia aguda e suas complicações purulentas-destrutivas em crianças em condições de grande centro industrial na Sibéria Ocidental. Resumo do autor dos resumos

do médico. Leningrado, 1989; 29.

14. http://www.who.int/mediacentre/factsheets/fs3 31 /pt/

15.   Klepikov I., Kirov V. (1990) "The way to design synpneumonias pleurisy"- Certificado de invenção do autor, SU, n.º 1631574, A1, 1 de novembro de 1990, URSS

16. Klepikov I. Rikov V.,Valeeva K. "Materiais sobre a patogénese de formas complicadas de pneumonia aguda"-No livro: Ciências médicas para a prática (Chefes de relatórios),Novokuznetsk, Instituto Estatal de Formação Avançada de Médicos,1990,vol.2,pp 19-22

17. Simões EAF, Cherian T, Chow J, et al. Infecções Respiratórias Agudas em Crianças. In: Jamison DT, Breman JG, Measham AR, et al., editores. Disease Control Priorities in Developing Countries (Prioridades de Controlo das Doenças nos Países em Desenvolvimento). 2ª edição. Washington (DC): Banco Internacional para a Reconstrução e o Desenvolvimento / Banco Mundial; 2006. Capítulo 25. Disponível em: https://www.ncbi.nlm.nih.gov/books/NBK11786/ Co-publicado por Oxford University Press, Nova Iorque.

Capítulo 2

Patogénese da pneumonia aguda

As doenças inflamatórias são sempre um conflito entre os macro-organismos e os micro-organismos. A dinâmica acima referida das partes microbiológicas na etiologia da PA ocorre diante dos nossos olhos. A causa desta evolução é uma terceira parte do conflito. Durante várias décadas, os antibióticos interferiram neste confronto, acelerando a mudança dos agentes patogénicos. No entanto, os agentes de mudança da PA não alteraram a essência da doença. A inflamação pulmonar aguda inespecífica permanece uma forma nosológica estável. Por outras palavras, o guião da doença mantém-se constante ("outro guião é outra peça de teatro"). Uma compreensão clara da patogénese da PA é essencial para uma assistência eficaz a estes doentes. A patogénese é a chave para travar o processo de corrida e garantir a prevenção de complicações.

O mecanismo geral da doença tem apenas uma caraterística, que é a pluralidade manifesta de opções. Esta caraterística é a velocidade de desenvolvimento do processo inflamatório. O carácter individual da resposta do organismo a uma situação que surge subitamente é parte integrante da patogénese da PA. Cada um de nós tem as suas próprias características únicas e a resposta de pessoas diferentes ao mesmo acontecimento, ao mesmo estímulo, tem inúmeras nuances. Na verdade, é o teorema binomial. Por conseguinte, quando a gravidade das manifestações da doença e as suas complicações são explicadas apenas pela natureza da microflora, as características individuais do doente permanecem no esquecimento. A manifestação individual da doença depende, por um lado, da velocidade de desenvolvimento da reação inflamatória e das subsequentes alterações da homeostase e, por outro lado, da capacidade de adaptação.

A literatura clínica moderna não presta a devida atenção a este tópico. É muito difícil encontrar clínicos investigadores e, especialmente, a sua discussão sobre a reatividade. O estudo da reatividade encontra-se tradicionalmente em disciplinas como a alergologia ou a fisiopatologia. As reacções a diferentes irritantes são normalmente caracterizadas por três tipos: hipoergia, normoergia e hiperergia. Esta subdivisão da reatividade é muito grosseira, mas mesmo esta caraterística provisória é muito importante para a medicina clínica. Por exemplo, é fácil assumir que os doentes com PA, que se curaram com sucesso em casa, têm, regra geral, um tipo de reação hipoérgica. A progressão lenta da doença neste grupo permite que o corpo em tempo útil e sem assistência adicional para corrigir as violações ocorrem. Ao mesmo tempo, os doentes com reatividade do tipo hiperérgico têm uma elevada probabilidade de hospitalização de emergência na unidade de cuidados intensivos no início da doença.
O desenvolvimento de critérios objectivos para avaliar a reatividade individual pode melhorar significativamente a qualidade dos cuidados prestados não só aos doentes com PA. Os

resultados de tal investigação seriam particularmente impressionantes se permitissem prever o curso da doença em caso de ocorrência da mesma. Esta caraterística da patogénese da PA é a menos explorada. Outras ligações dos mecanismos de inflamação já foram suficientemente detalhadas e os resultados de alguns destes trabalhos tornaram-se clássicos.

Todos os especialistas com formação médica devem conhecer os sinais clássicos da inflamação aguda, que foram descritos há séculos por Celsius (vermelhidão, inchaço, calor, dor) e por Galeno (perda de função). A pneumonia aguda, como inflamação, tem todo um conjunto destes sinais cardinais. O quadro clínico de qualquer doença inflamatória é determinado pela sua localização e, consequentemente, pelo valor para o organismo do órgão afetado. Por isso, as manifestações da pneumonia aguda diferem do quadro clínico de dor de garganta, pielonefrite, felon, etc., em primeiro lugar à custa do quinto sinal - perda de função. A principal caraterística da patogénese da PA é a seguinte caraterística especial: a PA surge e desenvolve-se no sistema circulatório pulmonar, enquanto todos os outros processos inflamatórios conhecidos se localizam na circulação sistémica. Este facto determina em grande parte a singularidade da patogénese da PA. Mas vamos examinar tudo por ordem.

Transformação local

Para o aparecimento da fonte de inflamação no tecido pulmonar são necessárias pelo menos três condições: a presença de microflora, a obstrução brônquica e a penetração nesta parte pulmonar de substâncias às quais o organismo já está sensibilizado. No modelo experimental acima descrito, a AP esta substância desempenhou o papel de soro de cavalo, que introduziu previamente nos animais. Na prática clínica, este papel foi desempenhado pelas substâncias contidas no ar poluído das zonas residenciais da cidade. Este elemento clássico de uma reação alérgica na PO actua como um fósforo atirado para um lugar inflamável. No entanto, acreditamos que o grau de sensibilidade do organismo continua a exercer a sua influência sobre a intensidade do desenvolvimento do processo inflamatório que já está a ocorrer.

"A inflamação aguda, tal como definida, é uma resposta imunovascular a um estímulo inflamatório"(1). As bactérias, ao penetrarem na zona que inicia a inflamação, acrescentam e intensificam a ação do alergénio. A bronquite descendente durante as infecções respiratórias e as chamadas constipações, bem como a possível microaspiração, contribuem para essa penetração. Os representantes da microflora da nasofaringe e da cavidade oral actuam como agentes patogénicos AP com um mecanismo de infeção semelhante.

"A inflamação aguda é caracterizada por alterações vasculares acentuadas, incluindo vasodilatação, aumento da permeabilidade e aumento do fluxo sanguíneo, que são induzidas pela ação de vários mediadores inflamatórios. A vasodilatação ocorre primeiro ao nível das arteríolas, progredindo até ao nível dos capilares, e provoca um aumento líquido da quantidade de sangue presente, causando a vermelhidão e o calor da inflamação. O aumento da permeabilidade dos vasos resulta no movimento do plasma para os tecidos, com a consequente *estase* devido ao aumento da concentração de células no sangue - uma condição caracterizada por vasos dilatados repletos de células. A estase permite que os leucócitos marginem (se movam) ao longo do endotélio, um processo crítico para o seu recrutamento para os tecidos."(1).

Esta citação da Wikipédia reflecte os pontos de vista modernos sobre os mecanismos básicos de desenvolvimento do processo inflamatório. Do nosso ponto de vista, estes são os mecanismos básicos que precisam de ser clarificados. As várias reacções celulares, bioquímicas e imunitárias são, regra geral, as partes seguintes da origem primária. Até à data, estas reacções têm sido bem estudadas e descritas e são alvo da atenção de investigadores e clínicos. No entanto, a atenção excessiva às consequências e a não causar problemas, apenas dificulta a perceção completa e a procura de soluções óptimas.

Antes de mais, é necessário recordar as principais características do tecido pulmonar enquanto substância biológica. A função normal deste tecido e a sua capacidade de proteção total contra várias influências são determinadas principalmente pela preservação da relação de aspeto entre a ventilação e o fluxo sanguíneo. A causa mais comum de alteração das proporções entre a ventilação e o fluxo sanguíneo é a obstrução brônquica. A divisão clássica da obstrução do fluxo de ar em 3 graus na árvore brônquica Jackson foi proposta já no ano 1921. De acordo com a natureza das alterações em cada grau de obstrução brônquica, o desenvolvimento de AP só é possível em condições do terceiro e último grau (atelectasia obstrutiva). Antes do seu segundo grau (enfisema obstrutivo), o contrário cria obstáculos para o edema inflamatório e a infiltração no tecido pulmonar. Os nossos estudos complementares confirmam a existência de uma obstrução completa da árvore brônquica na zona de inflamação.

Foram efectuados broncogramas em 6 espécimes pulmonares de crianças que morreram de PA. Em todos os casos, verificou-se o bloqueio total dos brônquios na zona de inflamação. (Fig. 1) Numa determinada fase do trabalho, injectámos contraste durante a realização de microtraqueostomias, com o objetivo de identificar os topos da sua parte distal (interna). No total, foram efectuados 44 estudos deste tipo. O contraste da árvore brônquica nestes doentes também encontrou consistentemente o bloqueio dos ramos no foco da inflamação. (fig.2) A obstrução do lúmen brônquico e o desenvolvimento de atelectasias nem sempre terminam com a inflamação. Assim, não foi possível obter um modelo de PA numa experiência de obstrução brônquica, mesmo com infeção. A ocorrência da PA exigiu factores adicionais.

O tecido pulmonar em estado de atelectasia tem uma particularidade muito importante. A perda da extensão do ar e o efeito de massagem da ventilação conduzem, nesta parte do pulmão, a uma vasodilatação acentuada e a um abrandamento do fluxo sanguíneo. Como é sabido, a reação inflamatória é acompanhada por hiperemia arterial e diminuição do fluxo sanguíneo. Assim, as alterações acima referidas na zona de atelectasia proporcionaram uma excelente base para uma maior inflamação.

A sensibilização preliminar do organismo e a entrada de uma dose inicial de um alergénio e de uma infeção nas partes pulmonares com ventilação e drenagem perturbadas desencadeiam o desenvolvimento de um processo inflamatório agudo nos pulmões. O aumento do fluxo sanguíneo na zona de inflamação e o aumento da permeabilidade conduzem a um aumento do volume dos tecidos e da pressão externa sobre os vasos sanguíneos. O aumento do infiltrado inflamatório levou primeiro à compressão dos vasos venosos mais flexíveis, impedindo o retorno do sangue da zona afetada, com afluxo arterial preservado (nas fases iniciais do processo) (fig.3). A transformação patológica dos vasos no centro da PA criou (nas fases iniciais da doença) condições de "armadilha de vasos"(2). A progressão destas perturbações circulatórias impediu o afluxo de sangue para a zona inflamatória, sendo esta a razão fundamental para as alterações destrutivas irreversíveis. A transformação sequencial da angio-arquitetónica no centro da PAB foi observada em 14 arteriogramas e 21 venogramas, realizados em amostras pulmonares (fig.4).

O aumento do afluxo sanguíneo para a zona inflamatória, como resultado da infusão intravenosa, contribuiu para o rápido aumento das alterações no foco pneumónico. Esta peculiaridade da evolução da PA com o desenvolvimento de complicações pleurais foi observada numa prática clínica (Figuras 5 e 6). Esta hipótese foi confirmada experimentalmente. (3-6). Na série experimental 4-b, todos os animais apresentaram inflamação pulmonar aguda acompanhada de pleurite parapneumónica. Simultaneamente, formaram-se focos destrutivos no tecido pulmonar em seis casos, dos quais dois tinham uma rutura na cavidade pleural. Um corante utilizado numa solução para infusões coloriu o tecido pulmonar na circunferência da zona inflamatória, identificando as áreas onde o infiltrado inflamatório se tinha espalhado (Figura 7).

No processo de estudo das características das reacções vasculares AP, não pudemos confirmar uma das nossas hipóteses. É sabido que os pulmões recebem o fornecimento de sangue de ambos os círculos. As artérias brônquicas têm origem na aorta e atingem o nível dos bronquíolos respiratórios, onde fazem anastomose com os vasos do pequeno círculo (7). Sabe-se também que a pressão nos vasos do grande círculo é superior à dos vasos menores. Estes pressupostos sugerem que, na fase inicial da inflamação, o fluxo sanguíneo aumenta drasticamente nas artérias brônquicas, que estão localizadas no coração. A pressão mais elevada e a presença de anastomoses promovem o despejo de sangue no segmento adjacente do pequeno círculo e a lavagem intensa do sector pulmonar. Prevemos que este mecanismo possa ser o principal fator desencadeante das reacções vasculares. Tal desenvolvimento pode ocorrer especialmente nas chamadas formas lobares de PA. Infelizmente, o nível de apoio técnico dos nossos estudos não forneceu quaisquer provas para confirmar este postulado. Embora este seja um pequeno elo na patogénese da PA, permanece ao nível das suposições.

Ao mesmo tempo, o único mecanismo deste tipo pode ser explicado pela forma rápida de gangrena do pulmão (necrose aguda do lóbulo do pulmão). O hipotético derrame de sangue das artérias brônquicas num pequeno círculo pode levar ao enfarte de todo o lóbulo do pulmão, mesmo na infância.

Segue-se uma breve descrição de uma das nossas observações semelhantes.

Rapaz de 2 anos e 4 meses sem quaisquer problemas na história. Os sinais de doença respiratória (corrimento nasal, tosse ligeira e febre baixa) foram-lhe observados nos últimos dias. A deterioração acentuada do estado da criança ocorreu nas 12 horas anteriores à admissão na clínica: a temperatura subiu para 40 graus, houve gemido de respiração e dor no lado esquerdo. A PA com a derrota total do lobo inferior do pulmão esquerdo foi diagnosticada no momento da admissão na clínica. O tratamento iniciado só teve efeito a curto prazo. O estado da criança manteve-se grave. Surgiu um derrame hemorrágico na cavidade pleural esquerda. O lobo inferior esquerdo permaneceu nas radiografias com sombras de intensidade e aumento de volume. Toracotomia esquerda efectuada no 3º dia após internamento de urgência. Descoberta necrose total do lobo inferior esquerdo (figura 8) e completada a sua ressecção. Recuperação.

Os pormenores do diagnóstico e do tratamento nesta observação não são discutidos. O objetivo deste exemplo é apenas ilustrar a probabilidade de um desenvolvimento tão rápido da gangrena.

As alterações inflamatórias no tecido pulmonar durante a PA podem propagar-se à pleura. O envolvimento pleural é uma doença com sintomas intermitentes. Esta fase do desenvolvimento da inflamação pulmonar ocorre numa determinada fase da doença e, por isso, é considerada uma complicação. O inchaço inflamatório do tecido pulmonar é sempre um excesso de fluido tecidular. A evacuação deste líquido da zona de inflamação é efectuada pelo sistema linfático. A capacidade de drenagem do sistema linfático dos pulmões não tem uma medida exacta e uma avaliação unificada. Acredita-se que a drenagem linfática dos pulmões pode remover apenas 10% do excesso de líquido (Courtice,1967). Por outro lado, argumenta que "um aumento de 10 líquidos na taxa de filtração resultaria apenas num aumento de 15% no volume de líquido pleural"(8).

Uma variedade de pontos de vista sobre a potência funcional do sistema linfático dos pulmões e as causas da pleurisia pode ser explicada pelas seguintes circunstâncias. A investigação do mecanismo de circulação do líquido pleural é um problema muito difícil, tanto na clínica como na experiência.(9) As causas do conteúdo da cavidade pleural podem ser diversas. Nesta situação, discute-se apenas as complicações pleurais AP. As diferenças entre transudato e exsudato já foram bem estudadas e apresentadas na literatura. Não há necessidade de voltar aos factos conhecidos e descrever os testes laboratoriais do exsudado pleural na AP. No entanto, é necessário prestar atenção a um pormenor bem conhecido, mas muito importante, o exsudado pleural. O exsudado pleural é uma consequência e um foco inflamatório derivado do tecido pulmonar. Por conseguinte, a sua estimativa visual já dá uma ideia da natureza e da gravidade das alterações inflamatórias no pulmão nesse momento. Os paralelos com a interpretação visual do derrame pleural sugerem que o empiema pleural reflecte a natureza flegmonosa da inflamação e o derrame hemorrágico indica a prevalência de necrose.

Considerando as causas das complicações pleurais, é necessário recordar mais uma vez os resultados da série final das nossas experiências. O aumento do fluxo sanguíneo para a área de inflamação no pulmão estimula a formação de fluido tecidular e acelera o aparecimento de exsudado na cavidade pleural. Um modelo tão estável de complicações pleurais foi causado pela conduta no período inicial de infusões intravenosas de AP.

O destino das áreas necróticas no tecido pulmonar pode desenvolver-se no futuro em duas direcções principais. A drenagem desta zona através do brônquio de ativação revela cavidades destrutivas ou reflecte o quadro clássico de um abcesso no pulmão. A libertação da necrose para a cavidade pleural dá uma imagem de piopneumotórax.

Perturbações gerais do organismo

A direção e a sequência das alterações gerais no corpo dos doentes com PA têm um esquema único. Estas alterações podem afetar e alterar o estado de todos os órgãos e sistemas do corpo. Ocorrendo no organismo as alterações são consistentes e interligadas, e a natureza e extensão de tal transformação é determinada pelas manifestações clínicas da doença. No entanto, apesar de um único roteiro de desenvolvimento AP para todas as observações, o quadro clínico da doença varia. A razão para tal variedade de manifestações clínicas da doença foi considerada no início deste capítulo, e baseia-se na relação entre dois factores. Por um lado, a clínica da doença é determinada pela intensidade e velocidade de desenvolvimento do processo inflamatório. Por outro lado, desempenham um papel importante os mecanismos protectores e adaptativos e a sua capacidade individual para compensar as violações resultantes. Um número infinito de combinações e a interação destes factores determinam a diversidade final das variantes observadas da doença.

Neste contexto, só é necessário determinar o lugar e o papel das principais causas da doença - o coração da inflamação no pulmão. A zona de alterações inflamatórias no tecido pulmonar é o principal fator desencadeante da doença e não só determina o seu nome e essência. As alterações patológicas agudas nos pulmões estão à cabeça de toda a cadeia de violações subsequentes. No entanto, a interpretação do impacto dos mecanismos desta zona no organismo do paciente requer mais atenção.

De acordo com numerosa literatura atual, a influência da área de inflamação no pulmão sobre o estado geral do organismo é explicada por dois mecanismos básicos. Em primeiro lugar, o edema e a infiltração inflamatória do tecido pulmonar violam as trocas gasosas e criam hipoxemia. Não é absolutamente claro em que se baseia esta conclusão. No entanto, esta hipótese não fundamentada é frequentemente apresentada como explicação para as graves consequências da PA. É sobre esta base que se constrói a política de tratamento. Vivemos numa época de medições precisas e estamos habituados a confiar em factos comprovados e óbvios. Será realmente possível considerar uma inflamação no interior de um segmento ou mesmo de um lóbulo do pulmão como causa de uma hipoxemia grave? Por que razão, então, o vasto quadrado das trocas gasosas em caso de atelectasia de um lóbulo ou mesmo de todo o pulmão não é acompanhado por perturbações igualmente acentuadas? A essência da resposta a estas perguntas reside no facto de a hipoxia na PA ocorrer realmente; apenas o mecanismo do seu desenvolvimento é diferente. Mas este mecanismo será considerado a seguir.

A segunda causa mais comum do estado grave dos doentes com PA é considerada uma intoxicação resultante da participação da microflora agressiva. Esta afirmação também parece questionável e criticável. Em primeiro lugar, no caso da penetração de microrganismos na corrente sanguínea, trata-se de uma outra forma de pneumonia com um mecanismo de desenvolvimento diferente (ver Capítulo 1). Por conseguinte, estas afirmações são declarativas e não podem ser reconhecidas como um facto cientificamente comprovado. Não podemos deixar estas questões sem resposta. O estudo desta faceta da PA é importante e necessário porque a perceção da natureza dos mecanismos patogénicos da doença determina a direção dos cuidados médicos.

Os resultados de um levantamento dos nossos doentes de acordo com as capacidades de monitorização actuais podem parecer muito primitivos. No entanto, a sua avaliação e interpretação continua a ser um pré-requisito importante para a correcta compreensão da patogénese da PA. O desenvolvimento do foco de PA foi acompanhado por taquipneia e taquicardia, diminuindo a sua proporção para 1:3 e mesmo para 1:2 (8,7%). Os dados iniciais registados pela reopulmonografia sumária indicaram também o aumento do coeficiente de correlação entre os índices de ventilação e de perfusão (1,28 +/- 0,06). A análise dos gases do sangue arterial nos estágios iniciais da PA indicou a ventilação pulmonar excessiva (85,2% +/1,6%).
Todos os dados apresentados indicam um aumento significativo da ventilação, que começa a prevalecer sobre os indicadores de perfusão. Uma explicação comum para este fenómeno parece lógica: sim, a inflamação aguda dos pulmões é uma catástrofe respiratória e o organismo tenta reduzir os efeitos desta catástrofe aumentando a ventilação. Mas, se

avaliarmos estes resultados desta forma, voltaremos ao já famoso dogma. Além disso, à luz dos factos conhecidos e da investigação, esta explicação parece simples e primitiva.

Até à atualidade, obtiveram-se muitas evidências do importante papel dos reflexos pulmonares no desenvolvimento e curso da PA. No entanto, os estudos neste sentido são maioritariamente experimentais e a sua aplicação clínica não é sequer discutida (10,11).Os vasos da circulação pulmonar são uma das zonas refractárias mais sensíveis dos pulmões. Este fator determina a elevada mortalidade na embolia pulmonar(12).A irritação súbita (!) dos receptores vasculares pulmonares por um trombo provoca uma paragem cardíaca refractária e a cessação da respiração. Os clínicos e patologistas sabem que este desfecho trágico não depende necessariamente da presença de um trombo maciço. A fatalidade pode ocorrer subitamente quando êmbolos relativamente pequenos atingem os pulmões. O desenvolvimento da PA também é acompanhado pela irritação dos receptores vasculares na zona de inflamação do tecido pulmonar. No entanto, esta reação refractária não ocorre tão rapidamente como no tromboembolismo. Nesta situação, o corpo tem um período de tempo maior para se adaptar. Por isso, não se observam, de facto, mortes instantâneas na PA. A irritação dos receptores vasculares na inflamação do tecido pulmonar provoca um vasoespasmo generalizado refratário do pequeno círculo. Como resultado deste último fator, a capacidade da circulação pulmonar para passar todo o volume de sangue circulante diminui.

O corpo tenta eliminar o excesso de fluxo para o sangue do coração direito através de dois mecanismos adaptativos de proteção. Em primeiro lugar, o corpo tenta aumentar o efeito de massagem da ventilação na corrente sanguínea pulmonar. A influência das excursões respiratórias no fluxo de entrada e saída de sangue nos vasos pulmonares é bem conhecida. O sinal clínico desta resposta compensatória é a dispneia. O aumento das excursões respiratórias em combinação com o fluxo sanguíneo dificultado dá parâmetros de ventilação dominantes nos registos de reopulmonogramas (ver acima). A adequação das reacções adaptativas depende do ritmo de desenvolvimento da inflamação e da velocidade de ajustamento da resposta. Por conseguinte, os casos graves das nossas observações AP caracterizados por registo hipoxemia, por sinais de sobrecarga das secções do coração direito (com base na eletrocardiografia) e aumento da pressão venosa central. Uma prova adicional da redistribuição crítica do fluxo sanguíneo nos pulmões em doentes com PA foi a descoberta de vasos de derivação na periferia das partes não afectadas, detectada em 2 venogramas de espécimes pulmonares (ver Figura 9).

Em segundo lugar, o corpo dos doentes com PA dirige esforços para depositar parte do sangue circulante. Os estudos do volume de sangue circulante nos nossos doentes com PA mostraram o seu declínio constante. Por exemplo, nos primeiros 10 dias de doença, a deficiência deste índice foi em média de 22,7 -8,4% do volume de sangue circulante correto. A deficiência do volume de sangue circulante atingiu 45% ou mais em doentes admitidos nas fases mais avançadas da doença provenientes de outros hospitais. Durante o período inicial do nosso trabalho, considerámos a redução destes indicadores como uma das razões para a gravidade do estado dos doentes e procurámos elevá-los até ao nível necessário. Mas os nossos esforços deram resultados contrários às expectativas. A compreensão dos mecanismos de compensação na PA surgiu no decurso de novas investigações. O significado de algumas medidas extremas de assistência foi fundado nestes princípios da medicina empírica antiga. Atualmente, existem vários métodos de tratamento que podem dar um resultado simétrico. Só temos de utilizar critérios objectivos para avaliar a sua validade e determinar o grau de fiabilidade e os possíveis efeitos secundários. Por exemplo, métodos tão odiosos como a sangria, que é mais uma questão de história, podem ser comparados com a ação de alguns outros métodos.

A dificuldade de refluxo do fluxo sanguíneo nos vasos do pequeno círculo leva à seguinte e inevitável alteração da hemodinâmica na piscina de uma grande circulação. Em primeiro lugar, a estreita relação e a interdependência dos pequenos e grandes círculos da circulação sanguínea são bem conhecidas. A pressão sanguínea nos vasos pulmonares no estado normal é cerca de 4-6 vezes inferior à da circulação sistémica. O aumento da pressão nos vasos pulmonares provoca hipotensão na circulação sistémica. Este fenómeno é conhecido como reflexo de Schwiegk(13). Neste sentido, o espasmo comum dos vasos sanguíneos pulmonares e o aumento da pressão nos mesmos na PA devem ser acompanhados de hipotensão. Entretanto, a hipotensão não foi uma caraterística da PA em nossas observações. Este facto pode ser explicado pela reação protetora do sistema endócrino. Infelizmente, não dispúnhamos, na altura, de uma investigação hormonal adequada dos doentes com PA. Os resultados de estudos isolados das hormonas supra-renais não podem servir de base para conclusões. Este elo na patogénese da PA necessita de um estudo mais aprofundado para clarificar as opções de alegadas reacções compensatórias.

Em segundo lugar, a violação do retorno venoso leva à estagnação do sangue na circulação sistémica e a alterações generalizadas da perfusão nos tecidos periféricos. As perturbações agudas emergentes e generalizadas da microcirculação são uma das principais características das variantes de choque já conhecidas. Por isso, identificámos a essência dos distúrbios circulatórios que ocorrem durante a PA como **"choque pulmonar"**. Parece-nos que este termo é a caraterística mais exacta desta parte da patogénese da PA.

As violações observadas da microcirculação periférica têm uma certa dinâmica. Esta transformação depende da gravidade do quadro clínico da doença e aumenta com o tempo. A avaliação da dinâmica e da gravidade dos distúrbios da microcirculação causou dificuldades devido à falta de métodos de investigação especiais à nossa disposição. Assim, utilizámos para avaliar os processos ao nível da microcirculação o método mais vulgar - índice de gradiente do hematócrito central e periférico (GHct) e da hemoglobina (GHb). Estes indicadores apresentaram uma correlação estatística com a gravidade do estado dos doentes (R=0,39; T=13,40). A diferença na composição do sangue entre a rede vascular central e periférica permite ter uma ideia aproximada da intensidade das alterações. Os resultados obtidos permitiram identificar três estágios no desenvolvimento do choque pulmonar.

Os desvios iniciais do GHct e do GHb eram típicos de uma fase. A taxa de GHb era, nesta fase, de +18-24 gr/lt (devido ao aumento das contagens periféricas). O equilíbrio eletrolítico e o equilíbrio ácido-alcalino não apresentavam desvios significativos. O início do edema dos tecidos periféricos foi indiretamente confirmado pela realização do teste de McClure-Aldrich (14). Este teste, durante o período inicial da PA, revelou-se acelerado em 2-5 vezes.

Na segunda fase, a diminuição do hematócrito periférico atingiu 0,32-0,22. Considerámos esta redução do hematócrito periférico com a transferência e acumulação de líquido no espaço intersticial. A hipocalemia já era um desvio permanente. As alterações metabólicas do equilíbrio ácido-alcalino foram apenas parcialmente compensadas.

É de salientar que estes desvios dos parâmetros laboratoriais nas duas primeiras fases do choque pulmonar não necessitaram de correção especial. Estas alterações desapareceram com o início do tratamento patogénico.

A terceira fase do choque pulmonar foi observada geralmente em doentes admitidos na nossa clínica após tratamento prévio, mas sem sucesso, noutros hospitais. Esta fase é caracterizada por um grave comprometimento do fluxo sanguíneo periférico com alterações electrolíticas e metabólicas descompensadas. Parte destes doentes necessitava não só de cuidados intensivos, mas também de reanimação.

O estadiamento apresentado do fluxo sanguíneo periférico e das alterações metabólicas na PA baseia-se em técnicas muito simples e primitivas. No entanto, os factos já conhecidos sobre os mecanismos de desenvolvimento da PA permitiram apresentar a patogénese da doença num único esquema (fig.10).

O esquema proposto para a patogénese da PA fornece uma representação visual da sequência e da inter-relação das alterações emergentes. A natureza destas alterações nas estruturas específicas do corpo é a chave para a escolha e prioridade das técnicas de tratamento relevantes. O tratamento dos nossos pacientes foi justificado e construído com base no esquema demonstrativo. Por conseguinte, as abordagens propostas para o tratamento da PA são fundamentadas do ponto de vista patogénico.

Referências

1. (https ://en.wikipedia.org/wiki/Inflammation)
2. Klepikov I. Alguns aspectos da morfologia funcional da pneumonia broncogénica aguda em crianças (paralelos anatómico-radiográficos). Em: Aspectos clínico-anatómicos da coagulação sanguínea intravascular disseminada e do choque. Instituto de Formação Avançada de Médicos de Leninegrado, Leninegrado, 1986; 62-65.
3. Klepikov I. Pneumonia aguda e suas complicações purulentas-destrutivas em crianças em condições de grande centro industrial na Sibéria Ocidental. Resumo do autor dos resumos do médico. Leningrado, 1989; 29.
4. Klepikov I., Rikov V. A forma de conceber a pleurisia da sin-pneumonia. Boletim de invenções, 1991; 8:141.
5. Klepikov I., Rikov V. A forma de conceber a pleurisia sinpneumónica. Certificado de intenção do autor, URSS, 1991.
6. Klepikov I., Rikov V., Valeeva K. Materiais sobre a patogénese das formas complicadas de pneumonia aguda. Em: Ciência médica para a prática. Novokuznetsk, Instituto Estatal de Formação Avançada de Médicos, 1990; 2:19-22.
7. https://en.wikipedia.org/wiki/Bronchial artéria
8. Miserocci G. "Physiology and pathophysiology of pleural fluid turnover",Eur Respir J,1997,10,219-225
9. https://en.wikipedia.org/wiki/Pleural effusion
10. **Um novo regulador da inflamação pulmonar e da imunidade: reflexo inflamatório parassimpático pulmonar** X. Yang, C. Zhao, Z. Gao, X. Su, QJM: An International Journal of Medicine, Vol 10, Issue 10, 2014, pp 789-792
11. Memória de Abraham Guz: Hipóteses ainda não resolvidas: Reflexos pulmonares e perceção da respiração
Mark I.M. Noble Respiratory Physiology&Neurobiology,217(2015),46-53)
12. https://en.wikipedia.org/wiki/Pulmonary embolismo
13.Schwiegk, H.: Der Lungenentlastungsreflex. Pflugers Arch. ges. Physiol. **236**, 206-219 (1935).
14.McClure W.B., Aldrich C.A.: Tempo necessário para o desaparecimento de uma solução salina injectada por via intradérmica.J.A.M.A. 81:293(28 de julho)1923

Capítulo 3

Os princípios do tratamento da pneumonia aguda

Os tratamentos modernos nem sempre reflectem totalmente os conhecimentos e a experiência adquiridos pela medicina até à data. Cada tratamento complexo inclui instrumentos e técnicas cuja utilização é oficialmente autorizada. Por conseguinte, por um lado, o tratamento inicial pode não corresponder às possibilidades já conhecidas. Por outro lado, o tratamento específico de cada doença deve centrar-se nas suas características únicas de etiologia e patogénese.

Durante muitos anos, o tratamento moderno da PA baseou-se unicamente no princípio etiotrópico. Muitos doentes com PA, após o exame inicial, começam a receber apenas um antibiótico. Esta abordagem ao tratamento pode criar a impressão de que existe um "comprimido contra a pneumonia". No entanto, os resultados deste tipo de tratamento representam um dilema. A essência do dilema existente é a seguinte: por um lado, os "antibióticos por si só" são suficientes (ainda) para uma grande parte dos doentes com PA e os seus corpos estão a lidar com a doença. Por outro lado, nos países desenvolvidos(!), entre 9,5% e 42% dos doentes com pneumonia são hospitalizados devido à ineficácia do tratamento primário (1). No entanto, a esperança na eficácia de um dos remédios universais continua a ser o principal foco da estratégia e das tácticas na pneumonia aguda (PA) durante as últimas décadas.

Os antibióticos são um meio de suprimir a microflora. Ao mesmo tempo, é sabido que estes medicamentos não têm um efeito direto no processo inflamatório e nas perturbações resultantes no organismo. Os antibióticos continuam a ser o principal modo de tratamento da PA, apesar de reduzirem a sua eficácia em comparação com o período inicial de utilização. Apenas os resultados finais do tratamento da PA em crianças sugerem que chegou o momento de repensar o papel e o lugar dos antibióticos nos cuidados médicos complexos gerais. A incapacidade dos antibióticos para influenciar diretamente os mecanismos de desenvolvimento da doença deve ser tida em conta, especialmente nas formas agressivas de PA.

Os mecanismos de patogénese discutidos no capítulo anterior indicam que a PA não é tanto a **catástrofe respiratória** como a **catástrofe circulatória** do corpo. No contexto da evolução agressiva da doença, o organismo não tem tempo para mobilizar a sua capacidade protetora e adaptativa. A assistência médica tem por objetivo preencher esta lacuna. Por isso, o tratamento complexo da evolução aguda da doença deve incluir técnicas de primeiros socorros que extingam a agressividade do processo principal. Esta assistência deve ser prestada imediatamente no primeiro contacto do médico com o doente. A antiga medicina não científica chegou a estas conclusões de forma empírica. As possibilidades da medicina científica moderna permitem avaliar objetivamente o efeito de diferentes métodos e ajudam a clarificar o seu papel no tratamento complexo dos doentes.

Os procedimentos que se seguem foram utilizados como meio de primeiros socorros para os pacientes no momento da admissão.

O bloqueio vagosimpático cervical (BVC) é uma técnica desenvolvida e descrita por A. A. Vishnevsky em 1932. Este tipo de bloqueio foi autorizado para uso clínico e generalizado na União Soviética, onde o trabalho foi efectuado. Estes bloqueios eram principalmente recomendados para efetuar o diagnóstico diferencial entre a síndrome abdominal de AP e a apendicite aguda em crianças.

CVB efectuada com solução de Novocaína a 0,25% no lado da inflamação. Técnica: o doente deita-se de costas com o rolo por baixo da omoplata. A cabeça é virada para o lado oposto ao do bloqueio. O braço do doente do lado do bloqueio é puxado para baixo. O médico coloca o dedo indicador da mão esquerda imediatamente acima do ponto de intersecção da veia jugular externa com o bordo posterior do músculo esternocleidomastoideu. Pressionando este dedo, desloca medialmente o músculo e os vasos sanguíneos e detecta a superfície anterior das vértebras cervicais. A agulha é inserida na ponta do dedo e dirigida para a superfície anterior das vértebras cervicais. Quando a ponta da agulha toca na vértebra, é efectuada uma sonda de aspiração e, em seguida, injectada uma solução anestésica. A dose de solução de Novocaína a 0,25% em crianças varia entre 5 e 15 ml, consoante a idade. Em doentes adultos podem ser introduzidos 30-60 ml. A solução de anestésico bloqueia os nervos vago e simpático. A síndrome de Horner (ptose, miose, enoftalmo) é uma indicação da eficácia do bloqueio.

A eficácia dos procedimentos foi avaliada através da utilização da reopulmonografia comparativa (RPG). Os indicadores de registo foram efectuados antes e imediatamente após o procedimento. Os eléctrodos para registo foram aplicados no lado da parede torácica ao nível das 3-4 costelas. Os eléctrodos permaneceram no mesmo local para a realização do novo registo. O registo foi efectuado na unidade RPG-4, "Elkar" (URSS). A idade dos pacientes nestes estudos variou de 3,5 a 14 anos. Foram registados parâmetros comparativos de RPG em 22 crianças após CVB.

O RPG comparativo permitiu avaliar a frequência respiratória (FR), o volume respiratório (VR), o volume minuto de ventilação (VM), a frequência cardíaca (FC), a amplitude da onda sistólica (AS), o fluxo sanguíneo pulsátil minuto (FSM), o coeficiente da relação ventilação-perfusão (Kv/p).

O estudo comparativo de RPG constituiu uma prova objetiva da eficácia da CVB. Assim, os indicadores de FR e VM diminuíram significativamente após o procedimento, embora o VD tenha permanecido inalterado. O desempenho da SA, o FMA alterou-se acentuadamente, a FC diminuiu em menor grau. Em geral, os dados recebidos indicaram de forma fiável uma diminuição da hiperventilação e uma melhoria da perfusão. A RPG de base indicava indicadores de predominância acentuada da ventilação sobre a corrente sanguínea. Após os procedimentos de tratamento, o rácio entre estes parâmetros (Kv/p) alinhou-se. Este ponto foi acompanhado por uma melhoria significativa do estado e do bem-estar dos pacientes.

A realização de CVB liquida o efeito refletor do foco inflamatório nos vasos pulmonares. Este efeito permite ao organismo eliminar as violações da hemodinâmica central (fig.11-12).

Terapia de ventosas (CPT). "A terapia de ventosas é uma forma de <u>medicina alternativa</u> em que é criada uma sucção local na pele. A ventosa tem sido caracterizada como <u>pseudociência</u>. (2) "A história da utilização desta técnica tem mais de 3000 anos. Até à data, existem diversas variantes deste procedimento: ventosa seca, ventosa de fogo e ventosa húmida.

Se nos mantivermos fiéis ao ponto de vista de que a TCP é caracterizada como pseudociência (2), não há razão para iniciar qualquer investigação nesta área e esquecer este método. Mas então temos que esquecer a experiência secular de aplicação da TCP e ignorar as críticas elogiosas de muitos pacientes sobre esta técnica.

Mas podemos escolher outra direção. Uma das direcções possíveis pode ser uma explicação científica do efeito terapêutico dos métodos da medicina não convencional. Entre estas técnicas, a fisioterapia cardio-pulmonar tem uma utilização bastante generalizada na fase pré-hospitalar. A CPT é utilizada em muitas doenças, que diferem pela sua natureza. Com base nesta avaliação, Vaskilampi T e Hanninen O(7) consideram apenas o efeito psicológico do TPC e Ahmadi, A. Schwebel, D.C. e Rezaei, M(8) - efeito placebo. As alterações de alguns parâmetros laboratoriais devidas ao TPC já podem ser consideradas como um critério objetivo (9,).

O objetivo do nosso trabalho foi a procura de uma avaliação objetiva do efeito clínico visível do CPT no tratamento da PA. O TPC foi utilizado como um dos procedimentos de primeiros socorros na metodologia do Fire Cupping. As ventosas impostas apenas na área do dorso do cálculo de 1 vela (50 centímetros cúbicos) para 4 kg de peso corporal. Preliminarmente positiva, mas a experiência empírica na aplicação do TPC com o PA apontou para a necessidade de encontrar uma avaliação objetiva das suas acções.

A eficácia dos procedimentos foi avaliada por meio de RPG comparativo em 14 crianças com PA. Os indicadores de registo foram efectuados antes e imediatamente após o procedimento. O aparelho, o método de registo e os parâmetros de estudo da RPG foram idênticos investigação da CVB. O estudo comparativo RPG constituiu uma prova objetiva da eficácia do TPC.

Apesar da eficácia indubitável da TPC no período inicial da PA, é difícil explicar de forma inequívoca o mecanismo da sua ação. Estas dificuldades são atribuíveis ao seguinte facto. A realização de CVB liquida o efeito refletor do foco inflamatório nos vasos pulmonares. Este efeito permite ao organismo eliminar as violações da hemodinâmica central. Os resultados do RPG comparativo após CVB e após o CPT não tiveram diferença significativa. No entanto, o mecanismo de ação do CPT parece ser diferente. A aplicação das taças extrai parte do sangue circulante e reduz o retorno venoso. Este passo descarrega os vasos do pequeno círculo e provavelmente retira-os do espasmo.

A humidade fria envolve o corpo. O arrefecimento do corpo do doente em poucos minutos é normalmente efectuado em doentes com hipertermia para a normalização da temperatura. Este procedimento foi efectuado utilizando lençóis embebidos em água gelada. A mudança de lençóis foi efectuada após cerca de meio minuto. A eficácia dos envoltórios frios de acordo com os sinais clínicos foi a mais demonstrativa, mas não conseguimos registar os resultados objectivos. O arrefecimento do corpo do doente tem um mecanismo de ação provavelmente semelhante ao efeito da CPT. Este procedimento também facilita o sequestro parcial de sangue e a descarga vascular pulmonar.

Na prática clínica, utilizámos amplamente o arrefecimento geral com bons resultados. Na medicina moderna, a terapia de arrefecimento corporal total é utilizada em muitas condições dolorosas. No entanto, este procedimento requer um exame detalhado na PA para uma avaliação objetiva do seu efeito patogénico. No entanto, atualmente, pode ser recomendado para o tratamento de doentes com PA.

Os métodos de tratamento acima referidos foram aplicados imediatamente após o diagnóstico de PA, aquando da admissão dos doentes na clínica. Estes procedimentos constituíam o objetivo principal da ajuda e precediam todos os outros elementos. A eliminação das perturbações vasculares prevalecentes era a chave para o sucesso do tratamento posterior. É de salientar que esta abordagem ao tratamento se justifica para um período inicial de PA. A eficácia do tratamento posterior, o tempo de recuperação dos doentes e o resultado final dependiam da extensão das alterações ocorridas na altura dos primeiros socorros.

Na prática médica, a essência de qualquer doença é determinada por acções terapêuticas específicas. Mas no caso do diagnóstico de pneumonia aguda não se encontram características específicas nas prescrições médicas. Na fase pré-hospitalar, os médicos decidem apenas duas tarefas: uma recomendação empírica (sem estabelecer a etiologia) de antibiótico e a decisão sobre o local de tratamento (em casa ou no hospital). No caso de admissão no hospital, o doente começa a receber uma terapia intensiva padrão (para muitas outras doenças) sob a forma de alívio sindrómico e sintomático. Esta abordagem ao tratamento não tem em conta as especificidades da doença.

Atualmente, continua a ser habitual indicar **uma terapia de infusão** em doentes com PA para "desintoxicação e reposição das perdas de fluidos por transpiração". O termo "intoxicação" é muito vago. Este termo é normalmente utilizado para indicar a gravidade geral do estado dos doentes com uma variedade de doenças. A perda de fluidos através da transpiração tem normalmente um volume pequeno. A medição destas perdas na PA não é efectuada e não tem uma avaliação quantitativa. As alterações do balanço hídrico no organismo quando da PA tem outros mecanismos. Portanto, tais interpretações nos levam ao caminho errado.

Se os processos inflamatórios estiverem localizados no sistema de grande circulação com perda maciça de fluidos (por exemplo, diarreia ou peritonite), as soluções de entrada passam através de vasos intactos de menor circulação. Outras condições surgem no desenvolvimento de inflamação aguda no sistema de circulação pulmonar. Por um lado, nos vasos da circulação pulmonar desenvolve-se uma resposta inflamatória vascular com aumento do inchaço e infiltração dos tecidos e, por outro lado, a área de inflamação acaba por ser a primeira barreira às soluções impostas por via intravenosa.

Estas circunstâncias requerem uma atenção especial aquando da aplicação dos métodos habituais de terapia sindrómica. A fisiopatologia do pulmão já conhecida pelas partes e os resultados das nossas próprias observações e investigações permitiram-nos dispensar as infusões intravenosas nas fases iniciais da PA. Os resultados posteriores do tratamento de crianças com PA confirmaram a validade e a lógica de tal decisão.

Os antibióticos ocuparam um lugar importante no complexo tratamento dos pacientes com PA. No entanto, este tipo de assistência não foi avaliado como apresentador. Os antibióticos foram um dos métodos de tratamento da PA e nunca actuaram no papel de "antibióticos isolados". A escolha dos antibióticos e a sua aplicação são definidas pelas seguintes circunstâncias.

O resultado fiável das características microbiológicas da PA só é relevante com material de pesquisa da área de inflamação. Este material pode ser obtido a partir do conteúdo da cavidade pleural ou de um abcesso pulmonar. Os resultados da cultura de expetoração não podem ser considerados um estudo exato. Ao receber este material é possível a contaminação de microrganismos do trato respiratório superior. O estudo da microflora nasofaríngea não dá uma imagem exacta do excitador da PA. Por conseguinte, o agente causador da PA foi definido por nós apenas em 542 crianças (54,5%) do número total de casos (994 pessoas). Durante o período passado, o líder entre os agentes da PA mudou repetidamente (ver Capítulo

1), pelo que não faz sentido fornecer pormenores de investigações anteriores.

É apenas necessário chamar a atenção para certas nuances que não perderam a sua importância. Assim, a microflora não foi atribuída a um terço dos doentes inquiridos (34%), apesar do pus evidente na zona de inflamação. Este facto pode ser explicado pelo sucesso da terapia antibiótica. Ao mesmo tempo, a destruição da microflora não evitou o desenvolvimento de complicações (ver Capítulo 2).

Alguns doentes foram hospitalizados após um tratamento antibiótico prolongado noutros hospitais. A alteração da microflora na área da inflamação pode ter ocorrido como resultado de uma terapia antibiótica prévia. Nesta situação, o germe detectado dificilmente pode ser considerado como causa primária da doença.

O resultado do teste bacteriológico demora, em média, 3 a 4 dias. Este atraso reduz o valor deste teste para o tratamento atempado e direcionado.

O mais significativo foi o facto de se ter tratado com êxito um grande grupo de doentes com PA sem qualquer tentativa de determinar o agente patogénico microbiano.

As razões acima referidas estão na base dos princípios da terapia antibiótica. A escolha do medicamento é determinada pela probabilidade de participação no processo inflamatório de micróbios gram-positivos e gram-negativos. O tratamento era geralmente efectuado com dois fármacos que, em combinação, podiam cobrir todo o espetro possível. Foram aplicadas doses máximas permitidas de antibióticos. Cada dose de antibiótico foi dissolvida no menor volume possível e foi injectada por via intravenosa com uma seringa. Em caso de problemas de acesso à veia, os antibióticos foram introduzidos por injeção intramuscular. Não foram observadas diferenças de eficácia entre as vias intramuscular e intravenosa de administração de antibióticos. O desaparecimento dos sinais radiológicos de infiltração inflamatória foi a indicação para a conclusão da terapia antibiótica. A duração mínima do tratamento com antibióticos foi de 5 dias em alguns doentes. Nestas observações, o tratamento prolongou-se apenas através de fisioterapia intensiva.

Métodos para restaurar a permeabilidade brônquica e a reaeração pulmonar. O processo inflamatório no pulmão começa com perturbações da permeabilidade brônquica. O desenvolvimento posterior da doença ocorre com a obstrução brônquica na zona de inflamação. A recuperação e o regresso ao estado inicial repetem a distância percorrida no sentido inverso. Assim, o problema da obstrução dos brônquios mantém-se durante toda a doença. Os sintomas da bronquite persistem durante um certo tempo após a resolução do infiltrado inflamatório no pulmão. Este estado nos doentes convalescentes é caracterizado pela tosse remanescente. Estas características da patogénese realçam a importância e a necessidade de tratamentos endobrônquicos durante todo o período da doença.

As técnicas que se seguem têm experiência de aplicação na nossa clínica antes do início desta investigação. Assim, a tradição da sua utilização generalizada foi mantida. As nuances de cada procedimento foram aperfeiçoadas no decurso do trabalho. Todas estas técnicas se baseiam em dois princípios principais: a liquefação da expetoração e a sua evacuação através da estimulação da tosse.

A microtraqueostomia foi o tipo de tratamento mais agressivo dentre os métodos utilizados, sendo esta técnica desenvolvida e proposta por Keown no ano de 1960(13). O procedimento foi realizado sob anestesia local através da punção da traqueia entre o 2° e 3° anéis. Para a microtraqueostomia, foi utilizado um cateter de policlorvinil com diâmetro de 0,8 mm. A ponta do cateter foi instalada ao nível da bifurcação da traqueia. Esta posição na zona reflexogénica permitiu obter uma estimulação da tosse mais eficaz.

Esta técnica foi utilizada em doentes com as formas mais agressivas de PO na presença de infiltração maciça no pulmão. Foram realizadas lavagens traqueobrônquicas e estimulação da tosse através da injeção de pequenas porções de soro fisiológico a cada 2-4 horas. Estes procedimentos foram aplicados durante uma média de 4-5 dias.

Estimulação da tosse através da **aspiração orofaríngea** da expetoração efectuada repetidamente durante o dia. Um cateter de borracha macia ligado à bomba eléctrica foi injetado na cavidade orofaríngea do doente. Esta manipulação provocava ataques de tosse. A expetoração era imediatamente removida por uma eletrobomba.

As inalações de vapor foram realizadas em todos os doentes com PA, exceto em condições terminais. A técnica aperfeiçoada deste procedimento foi protegida por uma patente. A descrição pormenorizada do equipamento e da tecnologia de inalação de vapor é dada na especificação (14, 15). Este procedimento é realizado da seguinte forma: o vapor do recipiente de ebulição é fornecido num tubo sob uma tenda especial. Apenas a cabeça do doente deve ser colocada sob esta tenda durante um período de 10 minutos. A inalação de vapor contribui para a liquefação da expetoração e facilita a sua remoção dos brônquios. Esta inalação foi efectuada 6 a 8 vezes por dia. Cada procedimento termina com uma aspiração orofaríngea completa.

Uma avaliação objetiva da eficácia da inalação de vapor só foi possível mais tarde em pacientes adultos. Tal avaliação foi realizada utilizando os registos comparativos (antes e imediatamente após o procedimento) de eletrocardiografia, reopulmonografia, pesquisa do equilíbrio ácido-base do sangue (16, 17). A realização da inalação de vapor tem um efeito positivo na ventilação, melhorou a relação entre a ventilação e a perfusão. Reduziu as alterações do equilíbrio ácido-alcalino do sangue.

Todos os doentes com PA, independentemente da fase do processo inflamatório, receberam internamente vários medicamentos para liquefação da expetoração.

A avaliação retrospetiva dos métodos apresentados para restaurar a permeabilidade brônquica permite constatar o seguinte. Esta secção do complexo tratamento dos doentes com PA foi a que consumiu mais tempo. A obtenção do resultado pretendido exigiu a utilização constante e permanente desta assistência. Uma metodologia como a microtraqueostomia requer certas competências cirúrgicas. Atualmente, os medicamentos para liquefação da expetoração são altamente eficazes. O seu efeito pode ser reforçado por uma massagem intensa do tórax com percussão de hora a hora. Talvez este tratamento intensivo seja eficaz em muitos doentes.

Métodos de tratamento adicionais aplicados em caso de complicações pleurais. O aparecimento e a acumulação de líquido no espaço pleural requerem a sua remoção. Há duas razões que determinam a necessidade de remover o derrame pleural. A principal razão reside no facto de a acumulação de líquido na cavidade pleural aumentar a pressão intratorácica, comprimir o pulmão e dificultar a ventilação. Por conseguinte, a necessidade de punção pleural deve ser considerada como uma manipulação urgente. A remoção do líquido da pleura elimina uma das anomalias anatómicas. Se houver sinais da presença de derrame pleural, a punção pleural deve ser efectuada imediatamente. A espera e a observação podem justificar-se no caso de pequenas acumulações. O perigo de manipulação nesta situação excede o seu resultado.

O recurso diagnóstico adicional é a segunda razão para efetuar punções pleurais e remover o derrame. O valor diagnóstico dos resultados da punção pleural deveu-se principalmente ao esclarecimento da natureza do líquido. A avaliação visual e laboratorial do conteúdo pleural reflectiu a natureza das alterações inflamatórias nos pulmões. Os resultados dos estudos bacteriológicos foram de menor importância no nosso trabalho. A presença de líquido seroso não requer procedimentos adicionais. O exsudado purulento era uma indicação absoluta para a introdução de drenagem. *"Ubi pus,ubi evacuo"*- A solução para o problema dos empiemas pleurais, sugerida por Hipócrates há mais de 2500 anos, continua a ser a mais razoável. As punções repetidas na altura do empiema não permitem a evacuação adequada do conteúdo denso.

A ocorrência de piopneumotórax requer a colocação imediata de drenagem na cavidade pleural. A aspiração ativa adicional é a melhor medida de saneamento da cavidade pleural. Apenas a presença de uma fístula broncopleural ampla e de ventilação constitui uma indicação para a aspiração passiva.

O quadro clínico da gangrena pulmonar é a indicação para uma cirurgia urgente. Os sintomas desta forma rara de derrota são as seguintes características: início muito agressivo da doença, existência de infiltração sólida e homogénea do lóbulo do pulmão, derrame pleural sanguinolento, falta de efeito do tratamento patogénico. A tomografia de suporte ajudou-nos a confirmar a derrota total do lóbulo. Atualmente, os resultados da tomografia angio-computorizada podem ser a prova mais significativa de necrose extensa.

Referências.

1. 1.Rishi Pabary, Ian M. Balfour-Lynn, "Complicated pneumonia in children".
2. Breathe 2013 9: 210-222; **DOI:** 10.1183/20734735.043012
3. 2.https://en.wikipedia.org/wiki/Cupping terapia
4. 3.Cao H, Han M, Li X, Dong S, Shang Y, Wang Q, Xu S e Liu j (2010), 'Clinical research evidence of cupping therapy in china: a systemic literature review', BMC complementary and Alternative Medicine, 10(70). [Online] Disponível em: http://www.biomedcentral.com/1472-6882/10/70(Acedido: 11 Jan 2013) DOI:10.1186/1472-6882-10-70
5. 4.Vaskilampi T e Hanninen O (1982), "Cupping as an indigenous treatment of pain syndromes in Finnish culture and social context", Social science and Medicine, 16(21), pp. 1893-1901. [Em linha] Disponível em: http://www.sciencedirect.com/science/article/pii/0277953682904506 (Acces sed: 24 Feb 2013) DOI: 10.1016/0277-9536(82)90450-6
6. 4.Farhadi K, Schwebelb D C, Saebc M, Choubsaza M, Mohammadid R e Ahmadi A (2009), "The effectiveness of wet-cupping for nonspecific low back pain in Iran: A randomised controlled trial", Complementary Therapies in Medicine, 17(1), pp. 9-15. [Online] Disponível em:www.cebp.nl/vault_public/filesystem/?ID=3704 (Acedido: 25 Nov 2012) DOI:10.1016/j.ctim.2008.05.003
7. 5.Kim, J.I. Lee, M.S. Lee, D.H. Boddy, K. e Ernst, E (2011) 'Cupping for treating pain: A systemic Review", Evidence-Based Complementary and Alternative Medicine, 2011. [Online] Disponível em: http://www.hindawi.com/journals/ecam/2011/467014/ (Acesso em: 16 de fevereiro de 2013) DOI: 10.1093/ecam/nep035
8. 6. Lauche R, Cramer H, Hohmann C, Choi K E, Rampp T, Saha F J, Musial F, Langhorst J e Dobos G (2012), "The effect of traditional cupping on pain and mechanical thresholds in patients with chronic Nonspecific neck pain: A randomised controlled pilot study', Evidence-Based Complementary and Alternative Medicine, 2012(2012). [Online]. Disponível em:http://www.hindawi.com/journals/ecam/2012/429718/ (Acedido: 25 Fev 2013) DOI: 10.1155/2012/429718
9. 7.Vaskilampi T e Hanninen O (1982), "Cupping as an indigenous treatment of pain syndromes in Finnish culture and social context", Social science and Medicine, 16(21),

pp. 1893-1901. [Em linha] Disponível em: http://www.sciencedirect.com/science/article/pii/0277953682904506 (Acces sed: 24 Feb 2013) DOI: 10.1016/0277-9536(82)90450-6

10. 8.Ahmadi, A. Schwebel, D.C. e Rezaei, M (2008) "The Efficacy of wetcupping in the treatment of tension and migraine headache", The American

Journal of Chinese Medicine, 36(1), pp.37-44 [Online] Disponível em: http://tim. sums .ac.ir/icarusplus/export/sites/tim/journal-club/download/theefficacyofwecuppinginthetreatmentoftensionandmigranehea dache.pdf (Acedido em: 02 Fev 2013)

11.9.Niasari, M. Kosari, F. and Ahmadi, A (2007) 'The effect of wet cupping on serum Lipid concentration of clinically healthy young men: A randomized controlled trial", The journal of Alternative and Complementary Medicine, 13(1), pp. 79-82. [Online] Disponível em:http://tim. sums .ac.ir/icarusplus/export/sites/tim/journal-club/download/theeffectofwetcuppingonse rumlllipid.pdf (Acesso em: 16 de fevereiro de 2013) DOI: 10.1089/acm.2006.4226

12.10.Ahmed, S.M. Madbouly, N.H. Maklad, S.S. e Abu-Shady, E.A (2005) 'Immunomodulatory effects of bloodletting cupping therapy in patients with Rheumatoid Arthritis', The Egyptian Journal of Immunology, 12(2), pp.39-51. [Em linha] Disponível em : http://www.dr-naseri.com/index.php?option=com phocadownload&view=category&downloa d=21:immuno modulatory-effects-of-blood-letting-cupping-therapy-in- patients-with-rheumatoid-arthritis&id=2&a mp;Itemid=75 (Acedido em: 16 Fev 2013)

1 3.13.http://bigmed.info/index.php/MICROTRACHEOSTOMY

14 Klepikov I. Inalador a vapor. Patente nº 1790416, URSS, 22.09.1992.

15 Klepikov I. Inalador a vapor. Boletim de invenções, 1993; 3:77.

16.16. Klepikov I. , Levina I. , Mandrova R., Kazantseva V. A influência do inalador de vapor (casa de banho russa) no sistema cardiovascular. Em: Os problemas da patologia profissional e da saúde individual (relatórios da Conferência de Todas as Uniões).Novokuznetsk, 1991; 85-87.

17.17. Levina I. , Klepikov I. , Mandrova R. Características clínicas e funcionais de pacientes com diferentes formas de doença não específica dos pulmões. Em: Coleção de trabalhos científicos práticos por Kemerovo Regional Clinical Hospital , Kemerovo , 1993; 162-163.

Capítulo 4

Resultados do tratamento da pneumonia aguda.

Faz sentido voltar aos resultados do tratamento da pneumonia aguda, que foram recebidos há mais de 30 anos? A apresentação e discussão destes resultados tem importância didática e atualidade? No contexto do presente manuscrito, a descrição dos resultados do tratamento da PA desses anos é absolutamente necessária. Estes resultados são uma consequência das diferentes abordagens ao tratamento da doença. Todo o pragmatismo do material acima descrito perde-se sem esta parte final do trabalho. Por isso, o resultado do trabalho merece a sua apresentação independentemente do tempo para o conseguir.

Estou profundamente convencido de que o empiema na AP no tempo de Hipócrates tinha o mesmo desenvolvimento patogénico. A essência e a natureza da doença não se alteraram ao longo do tempo. Ocorreram alterações associadas à doença, mas estas têm uma relação indireta com o processo principal. A nossa visão e compreensão da doença melhoraram muito. Os resultados de numerosos estudos científicos permitiram descobrir a natureza do mecanismo da doença e as suas complicações. Existem novas possibilidades de diagnóstico e tratamento da PA. Mas, apesar de todas as conquistas, uma outra questão lateral permaneceu inalterada. O principal objetivo do tratamento dos doentes mantém-se constante: a erradicação mais rápida da doença.

A análise dos resultados do tratamento de doentes com PA foi efectuada com base em dados de 1976 a 1985. Os métodos cirúrgicos nas formas complicadas de PO não se alteraram durante este período. Apenas uma maior atividade cirúrgica foi observada nos primeiros anos deste tempo. Ao mesmo tempo, o complexo de tratamento conservador foi objeto de uma revisão substancial. A este respeito, o período analisado foi dividido em duas fases. Os doentes do primeiro grupo (1976-1980; 98 casos) foram tratados de acordo com as normas geralmente aceites (doses maciças de antibióticos, fornecimento de oxigénio, infusão intravenosa). Os doentes do segundo grupo (1981-1985; 101 casos) receberam tratamento com base em novos princípios.

A mudança de abordagem médica no segundo grupo durante a fase inicial das formas ditas "tóxicas" de PA (utilização de bloqueios vagosimpáticos, terapia com copos e envolvimentos corporais frios dos doentes, intensificação dos processos de drenagem brônquica, abandono completo das infusões intravenosas e, naturalmente, antibióticos intravenosos com um volume mínimo de solução) evidenciou o facto de que, uma vez comparado com um grupo equivalente, que teve uma abordagem de primeiros socorros baseada na terapia de desintoxicação intravenosa, o número de casos de pleuropatia e de desintoxicação foi muito superior ao número de casos de desintoxicação, antibióticos por via intravenosa com um volume mínimo de solução) evidenciou o facto de que, uma vez comparado com um grupo equivalente, que teve a abordagem de primeiros socorros baseada na terapia de desintoxicação intravenosa, o número de complicações pleuro-pulmonares diminuiu de forma fiável (t=8,65; P 0,001), o tempo de internamento hospitalar diminuiu três vezes e não se registaram casos letais.

A comparação estatística dos resultados entre os dois grupos mostrou a vantagem total da nova abordagem no tratamento do segundo grupo - X2=1862,39; k=3; P<0,001 (1). Para ilustrar, incluímos roentgenogramas de um dos nossos doentes (ver Figuras 13 e 14).

Para além de melhorar a qualidade dos resultados do tratamento, verificou-se um efeito económico considerável. Conseguiu-se uma redução significativa do custo total do tratamento por doente internado no hospital através da redução do tempo de internamento, da redução dos custos dos medicamentos, da renúncia à utilização de produtos sanguíneos e de substitutos do sangue. Este montante poderia ser muito mais elevado se a possibilidade de várias opções cirúrgicas fosse incluída no cálculo. A oportunidade de apresentar o efeito económico resultante em termos monetários actuais é irrealista. Esta inacessibilidade deve-se às seguintes circunstâncias. A avaliação do efeito económico foi realizada na União Soviética, que deixou de existir. A fixação de preços na URSS tinha um carácter estranho e único. Os nossos cálculos foram efectuados em rublos. A zona financeira do rublo permaneceu apenas na Rússia, mas é uma versão incomparável completamente diferente. Assim, pelo menos a poupança aproximada em qualquer outra moeda é totalmente irrealista. Existe apenas uma versão da avaliação das poupanças potenciais - jogar os resultados do tratamento e avaliar o efeito económico. Esta opção é bastante real.

Os resultados do tratamento de pacientes com a presença de derrame pleural no tempo de internação também são dignos de nota. O aparecimento do derrame e o seu carácter são proporcionais à gravidade das alterações inflamatórias no tecido pulmonar. Por isso, a avaliação do carácter do derrame constituiu um sinal de prognóstico. Analisámos os resultados do tratamento no segundo período de trabalho, quando foram aplicadas as novas directrizes de tratamento. O derrame pleural seroso com PO foi o sinal prognóstico mais favorável. A resolução completa e rápida da inflamação no pulmão foi conseguida em todos os 14 doentes com esta variante da doença. Não foram detectadas cavidades destrutivas no pulmão após a eliminação das alterações infiltrativas. O derrame seroso-fibrinoso (por avaliação visual) acompanhou a PA no momento do internamento em 32 doentes e o derrame fibrinoso em 26. O processo de resolução completa foi obtido em 16 doentes do primeiro grupo (50,00%+-8,84%) e, consequentemente, em 12 doentes do segundo (46,15%+- 9,98). O desaparecimento da infiltração no pulmão nos restantes doentes destes dois grupos foi acompanhado pelo aparecimento de cavidades de destruição.

A formação destrutiva no interior do pulmão deve ser considerada como um dos sinais do processo de recuperação. Estas cavidades são o resultado do esvaziamento através dos brônquios dos tecidos necróticos do pulmão. Isto só é possível na reabilitação da obstrução brônquica.

Esta variante de reajustamento da necrose é mais preferível do que o seu esvaziamento na pleura. O empiema pleural é uma consequência de uma inflamação mais grave no pulmão, como evidenciado pela maior frequência de destruição. O período de recuperação após o empiema pleural é caracterizado pelo aparecimento muito frequente de sinais de destruição pulmonar ("cavernas pulmonares de recuperação"), ao mesmo tempo que não se observa a formação de empiema crónico. Este último facto pode ser explicado pela introdução precoce da drenagem e pelo tratamento adequado do foco-fonte do empiema no pulmão.

O derrame hemorrágico na cavidade pleural foi o sinal de prognóstico mais desfavorável. Esta natureza do líquido pleural indica a presença de necrose pulmonar extensa. O derrame hemorrágico é geralmente acompanhado de casos de gangrena pulmonar (necrose fulminante do lóbulo do pulmão), sendo esta forma de destruição a manifestação mais grave da PA. O tratamento conservador destes casos é acompanhado por uma mortalidade de quase 100%. Nos primeiros anos da nossa atividade, observámos 5 doentes com gangrena pulmonar. Estes doentes não foram operados a tempo. Todos eles morreram. Na continuação do trabalho, dominámos o reconhecimento precoce desta forma grave de PA (ver capítulos anteriores). Foi diagnosticada em 7 doentes. Assim, os resultados do tratamento da PO são determinados por dois factores principais.re operados radicalmente durante a primeira semana de doença. Em todos os casos, o pós-operatório decorreu sem problemas, com uma recuperação rápida.

Assim, os resultados do tratamento da PA são determinados por dois factores principais. Em primeiro lugar, a fase (estágio) da doença em que se inicia o tratamento já determina o resultado final. Afinal de contas, se o processo inflamatório no início do tratamento tiver atingido a fase de alteração, já não é possível alcançar o regresso total ao estado original. No entanto, a maioria dos doentes entra no campo de visão do médico na fase inicial da doença, quando as alterações inflamatórias são totalmente reversíveis. E, nesta altura, a dinâmica posterior do processo depende inteiramente da natureza do tratamento. Os métodos de tratamento existentes são capazes de acelerar o desenvolvimento das alterações inflamatórias e de inverter todo o processo. Por conseguinte, a compreensão dos mecanismos da PO e a forma de os influenciar devem preceder a aplicação de efeitos terapêuticos.

Referências
1. Klepikov I(1989) Pneumonia aguda e suas complicações purulentas e destrutivas em crianças no meio de um grande centro industrial da Sibéria Ocidental. Dissertação para o grau de doutor em ciências médicas.Leningrado,1989(em russo, URSS)

Conclusão

Novo visual. Mas o que é que se passa? Porque se avaliarmos cuidadosamente as partes individuais da informação fornecida, não encontramos quaisquer novas descobertas. Foram efectuados vários estudos e os seus resultados foram publicados. No entanto, a base da novidade nesta situação é outro princípio. Até à data, a ciência médica acumulou uma enorme quantidade de informação sobre vários aspectos relacionados com a PA. Com grande pena, a medicina prática tenta resolver o problema da PA de forma demasiado simples (ou mesmo primitiva). Se não dermos importância a certas regras e leis biológicas, isso não significa que elas possam ser contornadas. Estas leis funcionam independentemente dos nossos desejos, não é verdade? É impossível estudar qualquer assunto ou fenómeno. Se considerarmos este objeto com uma posição fixa. É necessário avaliar o máximo possível das suas características. Ao mesmo tempo, quando existem muitos factos díspares relacionados com o objeto em estudo, é muito difícil extrair deles um benefício prático. Imaginemos que temos pedras coloridas espalhadas. Qualquer pessoa que veja esta imagem tem o direito de declarar que são apenas as pedras, o caos, etc. Esta cena não tem particular interesse, embora cada pedra possa ter a sua própria cor, forma, tamanho. Se estas pedras forem dispostas numa determinada ordem, em função da cor e do tamanho, pode obter-se uma imagem atraente que será do interesse de todos.

A situação, muito semelhante à descrita, desenvolveu-se no estudo da PA. Muitas disciplinas médicas fizeram grandes progressos no estudo do papel dos pulmões no organismo. As características da inflamação inespecífica são estudadas de forma exaustiva e abrangente. No entanto, todas estas conquistas, regra geral, não vão para além da sua própria disciplina. As abordagens clínicas à PO formam-se sem ter em conta informações importantes, fisiopatologia bem conhecida, anatomia, etc. Se os médicos práticos estão conscientes destas questões, isso não afecta as opiniões sobre a natureza da doença e as tácticas subsequentes.

No presente trabalho foi feita uma tentativa de reunir todos os factos e avanços científicos conhecidos sobre o problema da inflamação inespecífica, em geral, e o papel funcional dos pulmões, em particular. A simples menção desta informação pode não dar o resultado esperado. O objetivo deste trabalho foi apresentar factos científicos numa determinada sequência, dar uma imagem geral da doença e explicar os seus aspectos incompreensíveis.

Ao mesmo tempo, procurou-se atingir o objetivo da aplicação prática dos resultados finais. A área de trabalho selecionada está na sua fase inicial e requer mais investigação e esforço. No entanto, esta direção é o passo certo para resolver o problema da PA e das suas complicações. Os resultados já obtidos no tratamento das formas mais graves de PA são uma confirmação deste facto. Os resultados já obtidos permitiram declarar uma oportunidade garantida de prevenir complicações purulentas da PA em determinadas fases do seu desenvolvimento. Se o material apresentado se tornar objeto de reflexão e discussão, o autor pode considerar a sua tarefa cumprida. Porque este será o primeiro passo para mudar os pontos de vista sobre o problema da PA e para a criação de um novo programa educacional.

Descrição das figuras.

Figura 1   Broncograma da preparação do pulmão esquerdo com inflamação total do lobo superior. Os brônquios na zona de inflamação estão bloqueados (Rx022005 JPG).

Figura 2   Doente com OP no lobo inferior do pulmão direito. Introdução de contraste através da microtraqueostomia. Os brônquios na zona de inflamação não são contrastados.(Rx022004 JPG)

Figura 3   O arteriograma da preparação pulmonar com inflamação total do lobo inferior. O contraste foi distribuído uniformemente em todas as partes do pulmão (Rx022003 JPG).

Figura 4   O arteriograma da preparação pulmonar com destruição no lobo inferior. O contraste não preencheu a rede periférica de vasos sanguíneos em algumas partes do lobo inferior.(Rx022009 JPG)

Figura 5   Fotografia de raio-X de uma rapariga de 2 anos, 12 horas após a descoberta dos primeiros sinais de ABP com síndrome de dor abdominal. Existe um sombreado homogéneo num campo pulmonar médio-direito (1JPG).

Figura 6   Fotografia radiográfica do mesmo doente (ver Figura 1), 36 horas após o início dos cuidados de internamento (antibioterapia, terapia de infusão intravenosa com desintoxicação). Observa-se um intenso sombreamento homogéneo de quase todo o hemitórax direito com mediastino, deslocamento para a esquerda e uma cavidade com nível líquido no campo pulmonar superior.(2JPG)

Figura 7   Macropreparação do pulmão, experiência, série 4b. Foco maciço da inflamação numa superfície pulmonar (seta vermelha), rodeado pelas secções adicionais de infiltração com sombreado azul (setas azuis).(3JPG)

Figura 8   Toracotomia com gangrena do pulmão. O lobo necrótico (preto) do pulmão é visível na ferida.(Rx022001 JPG)

Figura 9   Venograma de preparação pulmonar com foco maciço de inflamação na porção superior (a histologia que se seguiu não mostrou as características da necrose no foco de inflamação). Depleção acentuada do quadro venoso na porção superior do pulmão. A porção inferior mostra formações vasculares relativamente grandes, em forma de meia-lua, com vasos venosos bem contrastados no fundo (4JPG).

Figura 10   Ligações na patogénese da pneumonia aguda

Figura 11   Reograma de ventilação do paciente de 8 anos,AP - 7-10 segmentos no pulmão direito.(Rx026001 JPG)

1 - a reopulmonografia original (RPG).

2-RPG após bloqueio de vagosimpaticescoy.

RPGs A-diferenciais.

Б-Main RPG.

B-fonocardiograma.

Figura 12   Reograma do fluxo sanguíneo pulsátil do mesmo doente. As designações são as mesmas (Rx026002 JPG).

Figura 13   Fotografia radiográfica de um doente de 22 meses de idade, 24 horas após o início da consulta de ABP. Sombreamento homogéneo intenso nas secções basais de ambos os pulmões, com espessamento moderado da pleura no pulmão esquerdo (5JPG).

Figura 14. Fotografia radiográfica do mesmo doente (ver Figura 5) cinco dias após o tratamento clínico (bloqueios vagosimpáticos, antibioterapia, terapia de drenagem dos brônquios, incluindo lavagens através de microtraqueostoma). Recuperação total da ventilação em ambos os pulmões.(6JPG)

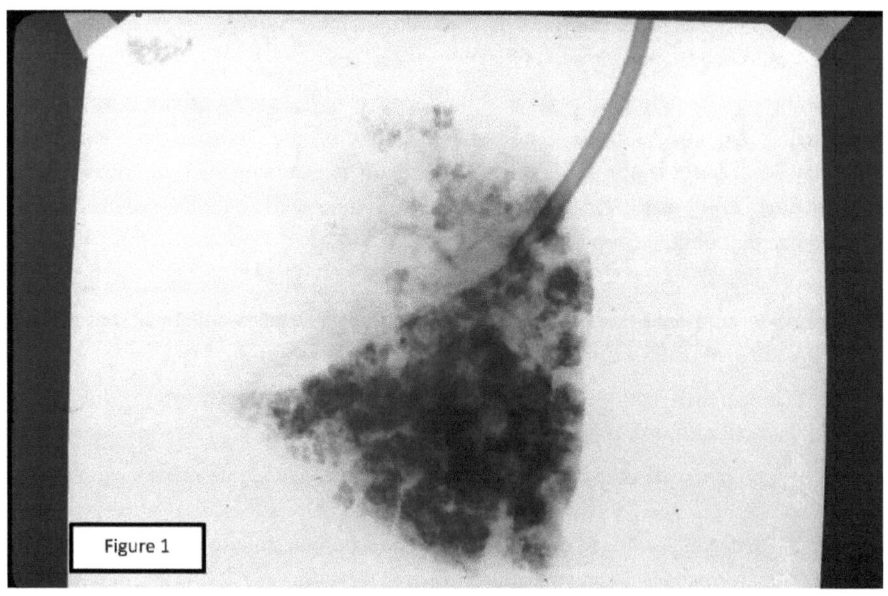

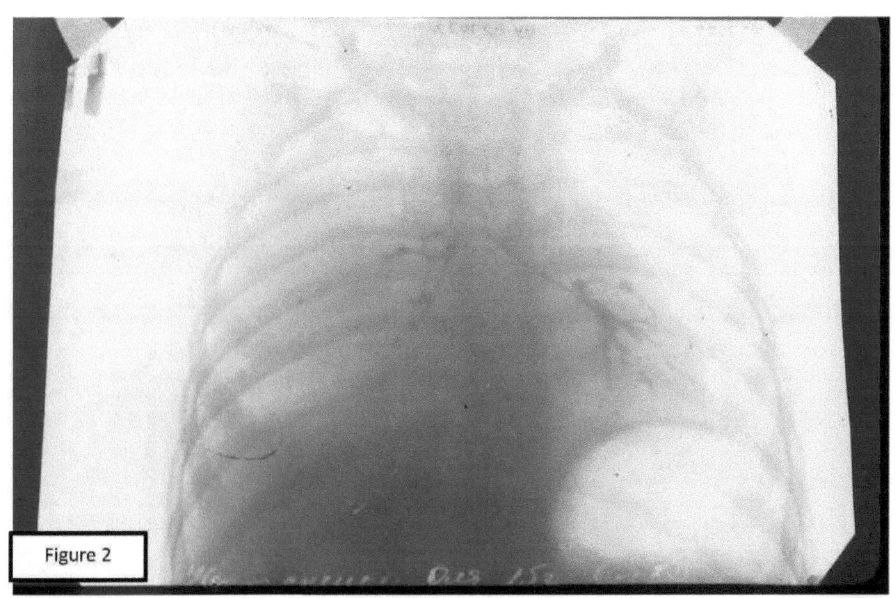

Figure 2

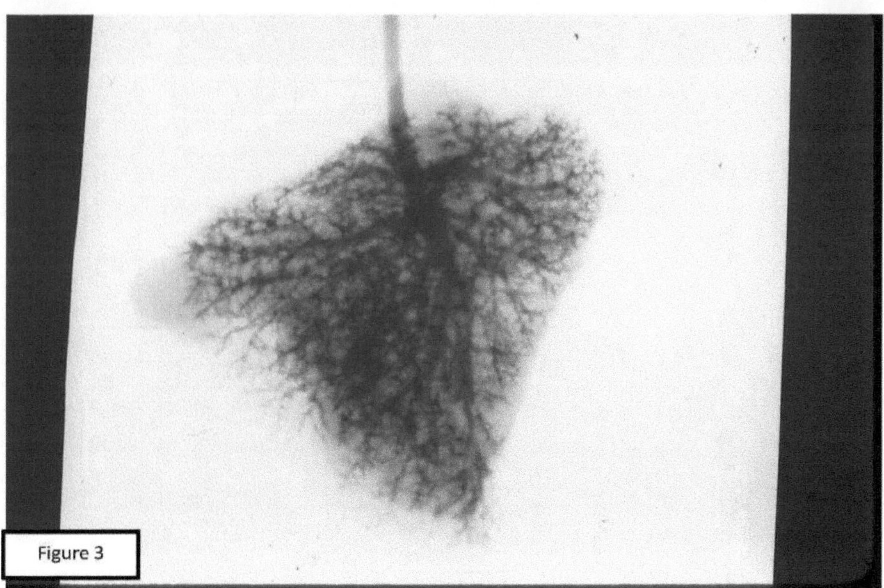

Figure 3

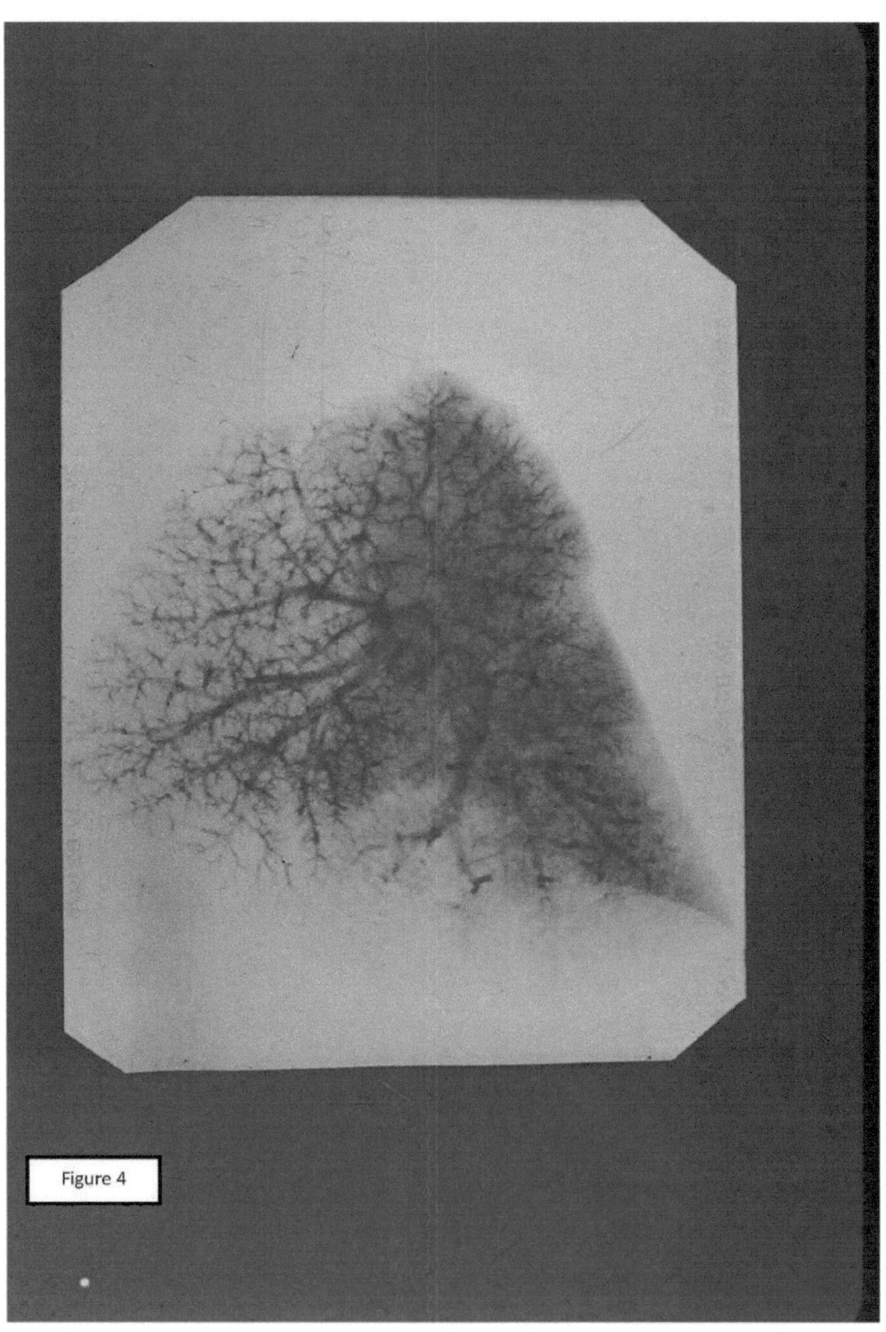

Figure 4

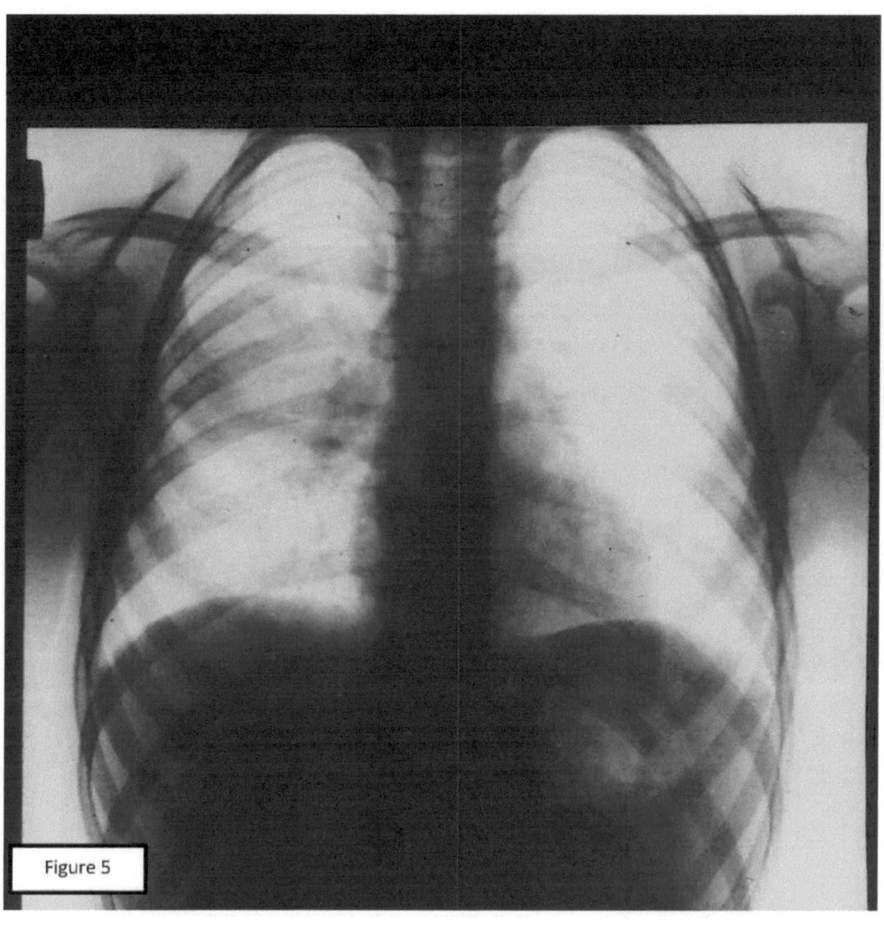

Figure 5

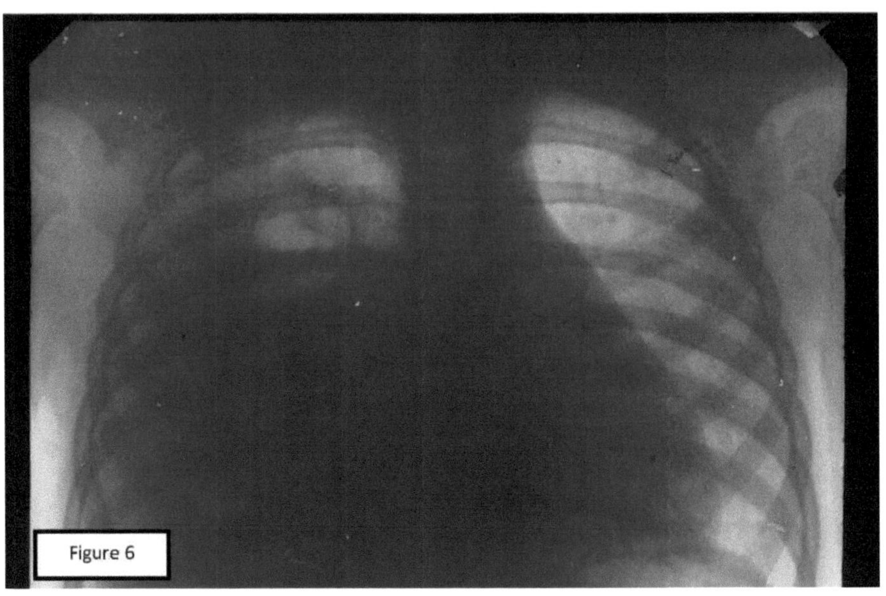

Figure 6

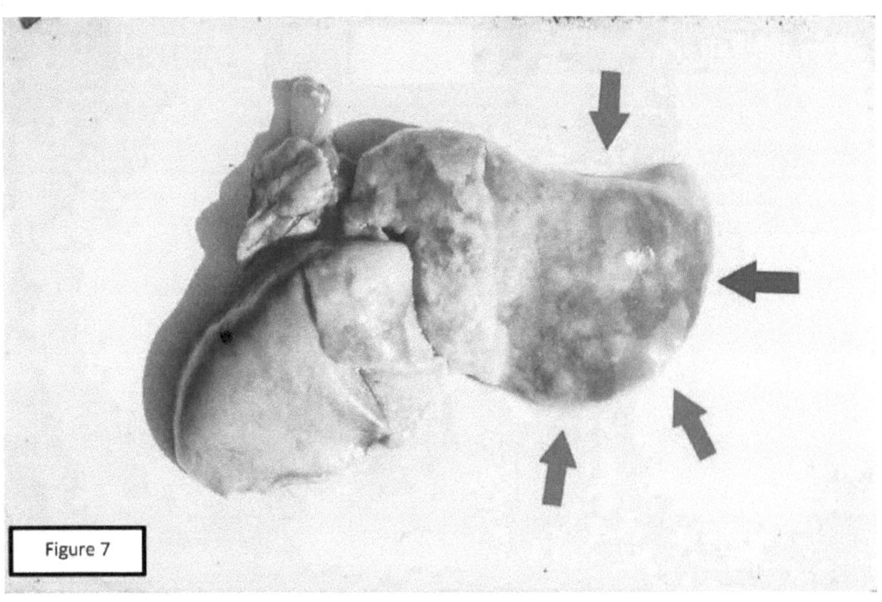

Figure 7

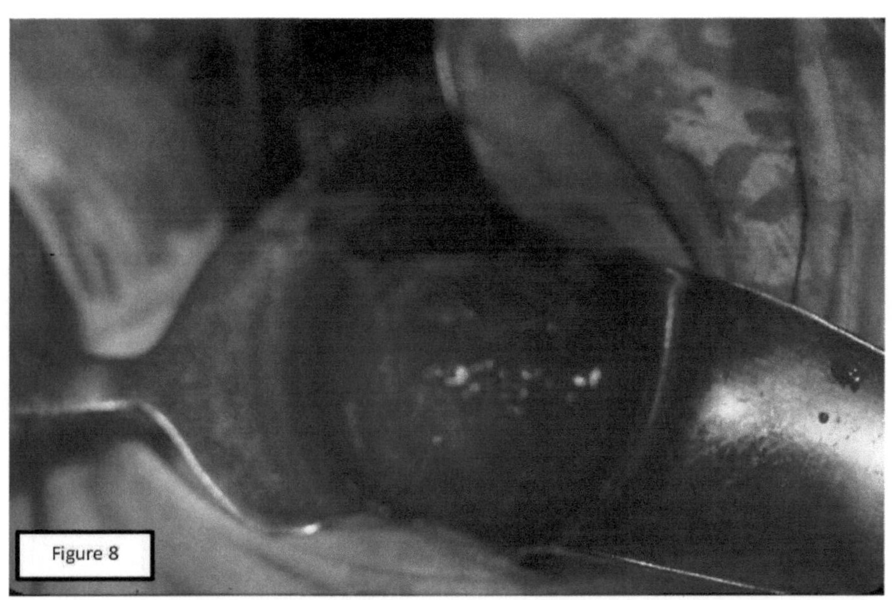

Figure 8

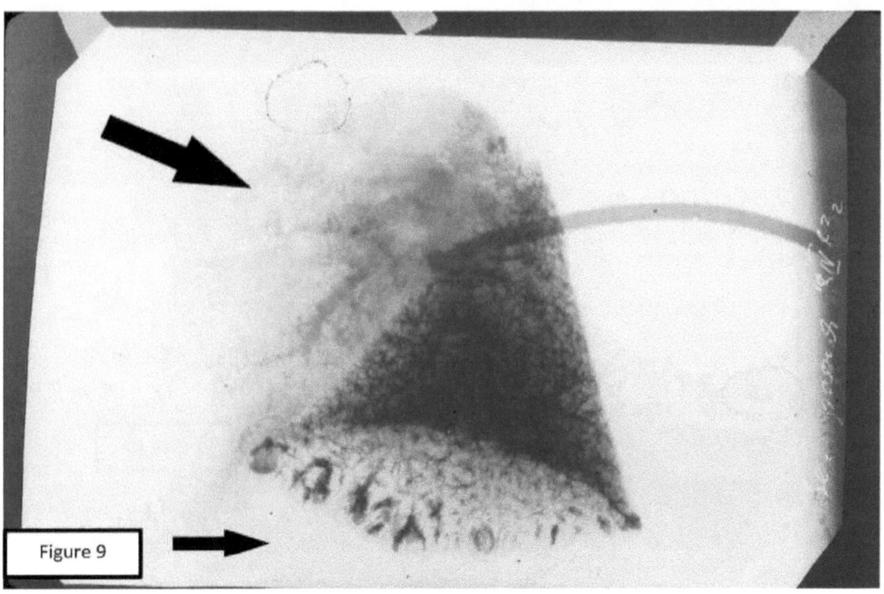

Figure 9

Basic pathogenetic links pulmonary pleural complications of acute pneumonia in children(I.Klepikov,1989)

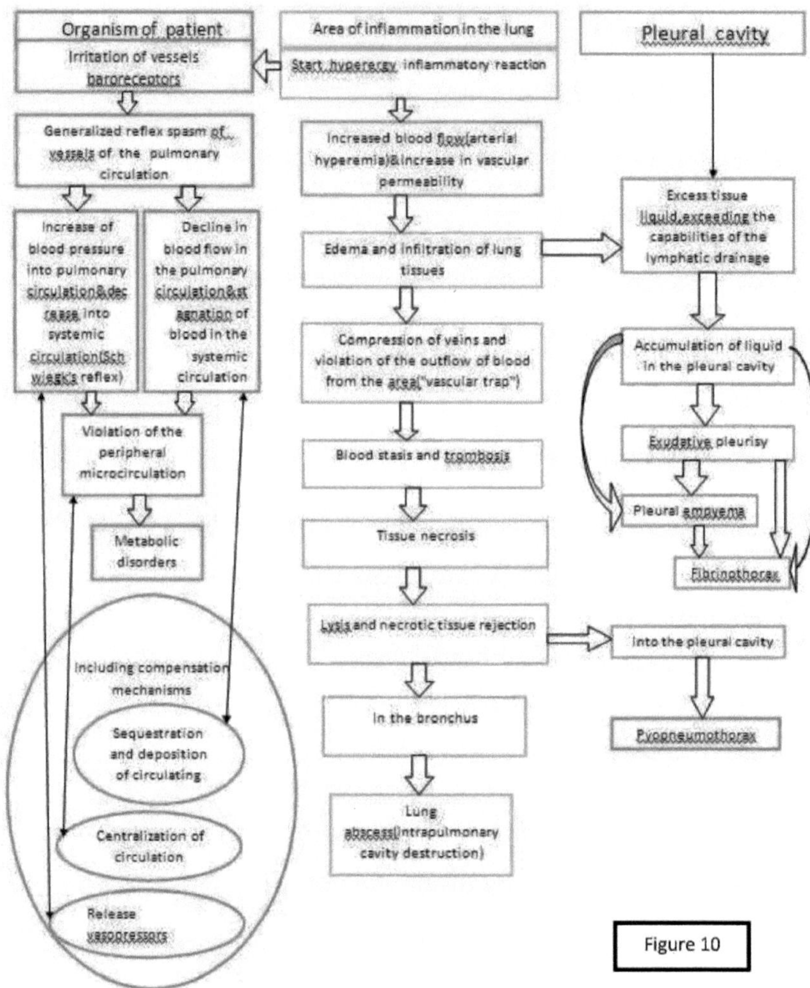

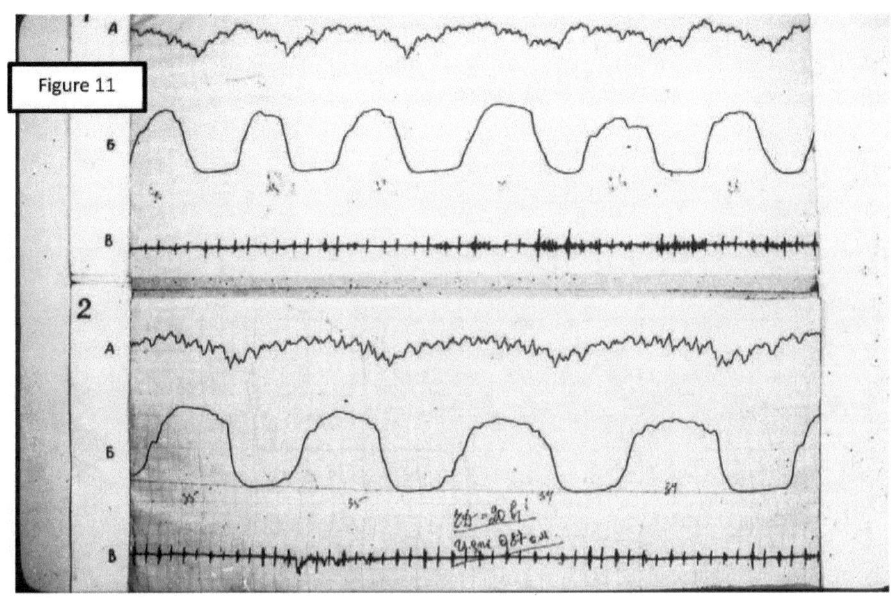

Figure 11

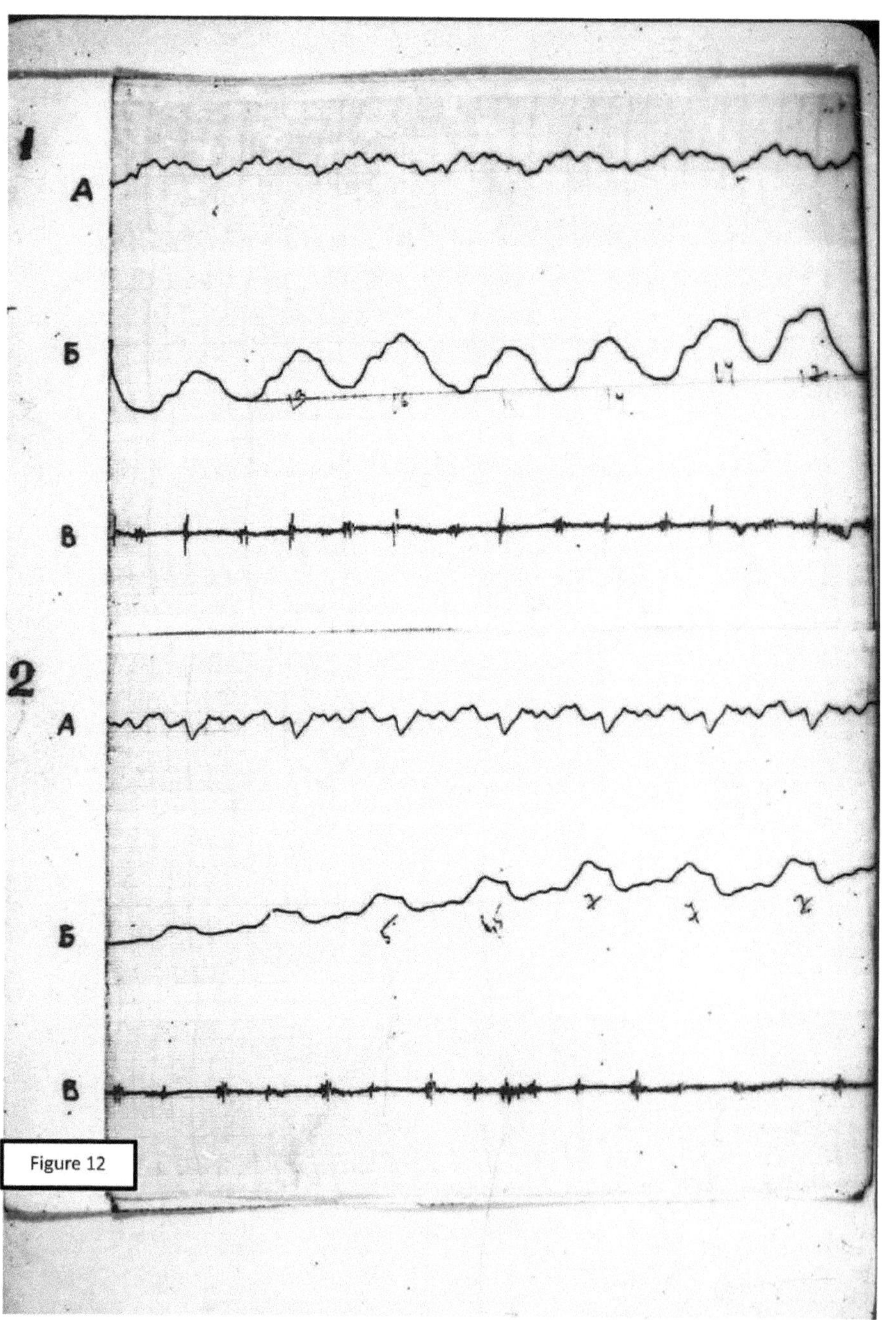

Figure 12

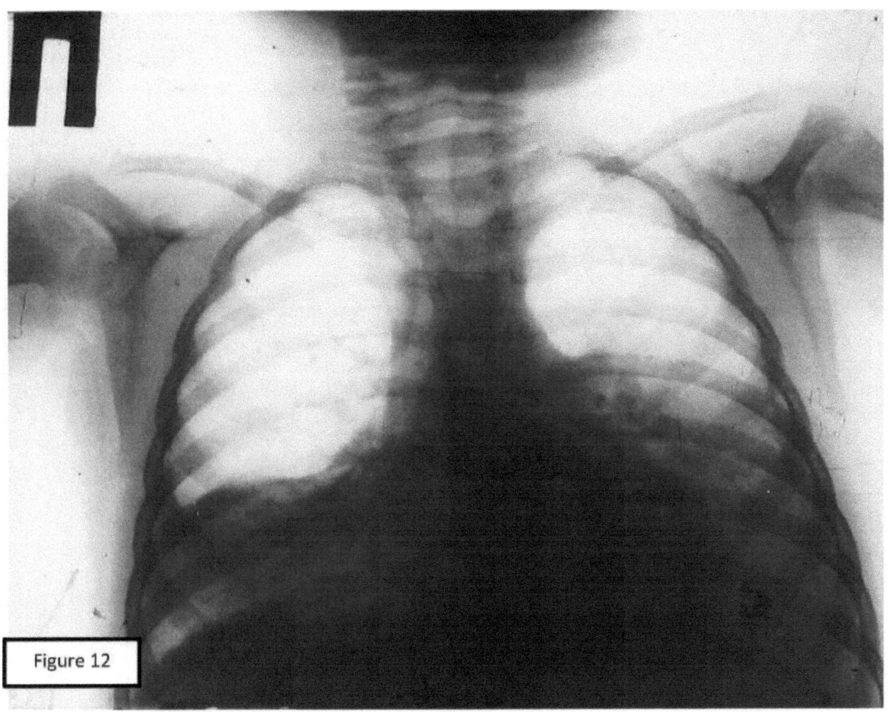

Figure 12

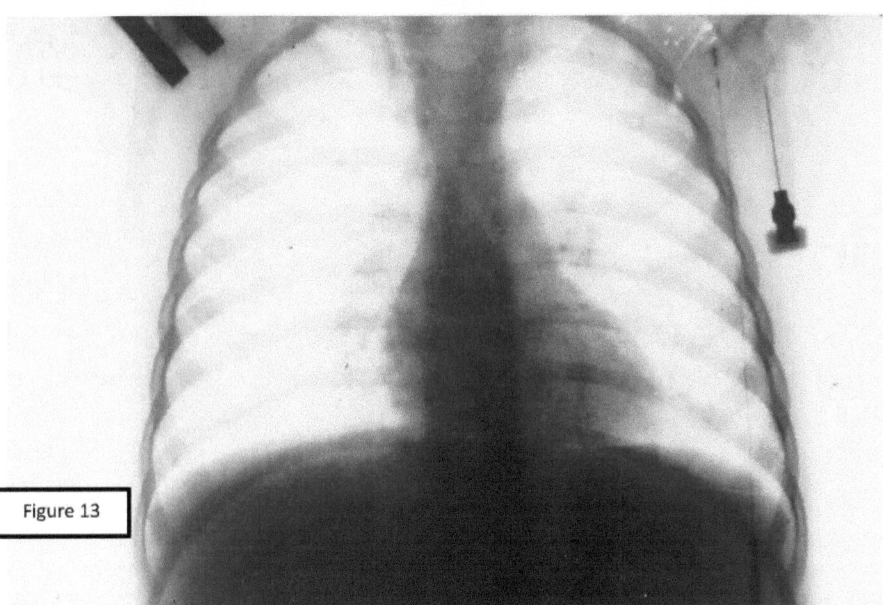

Figure 13

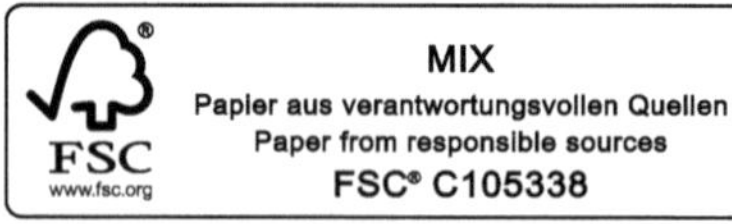

Printed by Books on Demand GmbH, Norderstedt / Germany